LE CLIMAT

DE MENTON

SON INFLUENCE

SUR LE TRAITEMENT DE LA PHTHISIE PULMONAIRE

ÉTUDE CLINIQUE

Accompagnée de statistiques et d'observations météorologiques

PAR

Le Dr Jacques-François FARINA

MÉDECIN HONORAIRE DE LA VILLE ET DE L'HÔPITAL
DE MENTON
CHEVALIER DE LA COURONNE D'ITALIE
MEMBRE-CORRESPONDANT DE LA SOCIÉTÉ NATIONALE DE MÉDECINE
DE MARSEILLE
DE LA SOCIÉTÉ DE MÉDECINE ET CLIMATOLOGIE DE NICE
DE CLIMATOLOGIE ALGÉRIENNE, DE LA SOCIÉTÉ FRANÇAISE
D'HYGIÈNE, ETC.

PARIS
LIBRAIRIE J.-B. BAILLIÈRE ET FILS
19, Rue Hautefeuille, près du boulevard Saint-Germain

1879

LE CLIMAT
DE MENTON

OUVRAGES DU MÊME AUTEUR

Observations clinico-pathologiques (*Gazette médicale italienne des États Sardes*. Gênes, 1852).

Relation de la fièvre typhoïde qui a régné à Menton en 1854-55-56, avec planches (*Gazette médicale italienne des États Sardes*. Turin, 1855).

Observations clinico-pathologiques (*Gazette médicale italienne des États Sardes*. Turin, 1857).

Menton. Essai climatologique. Paris, J.-B. Baillière, 1863, in-18.

Études de l'hygiène publique sur Menton. Question des égouts. Menton, 1873.

La Vallée de la Nervia et ses eaux thermales sulfureuses. Paris, J.-B. Baillière, 1874, in-18.

Études de l'hygiène publique sur Menton. Question des eaux potables. Menton, 1875.

Menton sous le rapport climatologique et médical. Paris, O. Doin, 1875.

6039-78. — Corbeil, typ. et stér. de Crété.

LE CLIMAT

DE MENTON

SON INFLUENCE
SUR LE TRAITEMENT DE LA PHTHISIE PULMONAIRE

ÉTUDE CLINIQUE

Accompagnée de statistiques et d'observations météorologiques

PAR

Le Dr Jacques-François FARINA

MÉDECIN HONORAIRE DE LA VILLE ET DE L'HÔPITAL
DE MENTON
CHEVALIER DE LA COURONNE D'ITALIE
MEMBRE CORRESPONDANT DE LA SOCIÉTÉ NATIONALE DE MÉDECINE
DE MARSEILLE
DE LA SOCIÉTÉ DE MÉDECINE ET CLIMATOLOGIE DE NICE
DE CLIMATOLOGIE ALGÉRIENNE, DE LA SOCIÉTÉ FRANÇAISE
D'HYGIÈNE, ETC.

PARIS
LIBRAIRIE J.-B. BAILLIÈRE ET FILS
19, Rue Hautefeuille, près du boulevard Saint-Germain

1879

INTRODUCTION

Menton, ce petit pays si attrayant, situé sur les bords de la Méditerranée, entre Monaco et la frontière italienne, avait toujours appartenu, avant la Révolution française, comme après la chute du premier Empire, à la famille des Grimaldi, princes de Monaco. Il ne serait jamais sorti de l'obscurité dans laquelle il restait ignoré, comme partie intégrante de cette microscopique principauté, si le souffle des idées libérales de 1848 n'avait éveillé, dans le cœur de ses habitants, l'amour de la liberté. C'est à ce moment qu'il se sépara de Monaco pour se mettre sous la protection du Piémont. Depuis cette époque, et surtout par suite de son annexion à la France, les conditions morales et matérielles de ce charmant pays ont complètement changé ; il s'est rapidement élevé à un état surprenant de prospérité ; son importance, comme station d'hiver, dépasse aujourd'hui tout ce qu'on aurait pu imaginer.

Il faut dire aussi que cette station offre par sa situation, par son climat, bien des avantages qu'on chercherait vainement ailleurs.

Son territoire qui ne mesure, au bord de la mer, qu'une étendue de quatre kilomètres, est entouré, de l'ouest à l'est, d'une double chaîne de montagnes formée par les derniers échelons des Alpes Maritimes. Ouvert seulement aux vents chauds du sud, il ne subit jamais ni les brusques transitions de température des pays exposés à l'influence des vents du nord, ni la présence de la neige pendant l'hiver. Il n'est donc pas étonnant que dans ce petit bassin privilégié se soit généralisée la culture en plein champ du citronnier, de l'oranger, de l'olivier, et que ses charmants coteaux se soient couverts de vignes luxuriantes. Ce petit coin de terre, si richement doté par la nature, nous fournit, par l'abondance et la variété de ses produits agricoles, la preuve la moins équivoque qu'il est situé dans les meilleures conditions climatologiques.

Mais, nous l'avons dit tout à l'heure, malgré l'excellence de son climat, Menton serait resté inconnu et ignoré, si la science et l'industrie n'étaient venues à son aide. Fodéré, au commencement de ce siècle (1), avait fait entrevoir l'avenir médical du littoral méditerranéen qui s'étend depuis Cannes jusqu'à Menton. Provançal en avait décrit, en 1848 (2), les conditions exceptionnelles; mais cette généreuse initiative serait restée stérile, si dans la facilité des communications de pays à pays la science n'avait reconnu la possibilité de grandes et de nouvelles conquêtes; si la médecine, en particulier, n'avait trouvé dans l'hygiène un des plus puissants moyens de soulager l'humanité. A ces deux causes réunies, Menton doit sa renommée comme station d'hiver. Le docteur E. Carrière (3), parcourant l'Italie, s'est livré à une étude approfondie de toutes les stations hivernales du littoral, et il en a patiemment relevé les conditions climatologiques, indiquant les points qu'il croyait plus particu-

(1) Fodéré, *Voyage aux Alpes-Maritimes.*

(2) Provançal, *Climatologie du Comté de Nice*, 1848.

(3) Carrière, *Le Climat de l'Italie et les stations du midi de l'Europe sous le rapport hygiénique et médical.* 1re édit., 1849 ; 2e édit., 1876.

lièrement favorables au traitement des maladies de la poitrine.

A côté des anciennes stations d'hiver classiques, le livre du docteur Carrière en a fait surgir de nouvelles et, parmi celles-ci, Menton est arrivé à occuper une des places les plus importantes. Témoin oculaire du développement du pays, j'ai eu l'avantage de connaître personnellement les deux premières familles qui, il y a vingt-cinq ans, ont eu l'idée de passer l'hiver à Menton. A cette époque, ces deux familles se sont décidées à hiverner dans un pays qui ne présentait aucune ressource d'installation et d'alimentation, uniquement sur l'autorité du docteur Carrière dont le livre, publié en 1849, leur avait indiqué ce charmant petit coin de terre où les froids de l'hiver sont inconnus.

C'est, du reste, à l'ouvrage du docteur Carrière que se rapporteront la plupart de mes citations. Lorsque depuis 1849, c'est-à-dire depuis bientôt trente ans, son étude médicale se trouve en tout point confirmée et corroborée par une expérience continuelle, il est juste que je rende à son auteur le témoignage de reconnaissance que lui doit notre pays.

Les deux malades de 1852 eurent bientôt de nombreux imitateurs. Les grands praticiens de Paris, après s'être fait une idée de l'action du climat de Menton, y envoyèrent des malades. La nation anglaise, cette grande exploratrice du monde entier, planta ses jalons sur ce sol enchanteur; elle y établit un temple comme point de réunion, et dès lors les bases d'une nouvelle station hivernale furent jetées.

La spéculation, ce grand ressort de toutes les entreprises, ne pouvait pas rester indifférente à ce mouvement commercial imprimé par la science, et profitant, dès le commencement, de la vogue et des facilités de communication établies par le réseau du chemin de fer du littoral, elle donna bien vite à ce pays une telle impulsion que Menton, par le nombre des hôtels et des maisons construites qui s'élevèrent comme par enchantement, put bientôt rivaliser avec ses sœurs aînées de la côte, à ce point qu'elle a reçu, l'année dernière, plus de quatorze cents familles de toutes les nations.

Mais si la spéculation trouva son compte dans la création de cette nouvelle station d'hiver, la science n'abdiqua pas son rôle civilisateur, et, dans l'espace de quelques années, nous avons vu paraître sur Menton des écrits pleins d'érudition, constatant ses avantages climatologiques, et leur influence heureuse sur les maladies de poitrine. Pour prouver l'importance que ce pays avait acquise comme élément hygiénique et curatif des maladies de poitrine, il me suffira de rappeler les noms des docteurs Price, Bonnet de Malherbe, Bennet, Siordet, Lee, Bottini parmi les praticiens de Menton; Hérard et Cornil, Pidoux, Gueneau de Mussy, Jaccoud parmi les grands maîtres de Paris.

Le docteur de Pietra Santa prit place, par ses écrits, dans ce mouvement scientifique, de plus en plus accentué, qui s'attachait à étudier les différentes localités, à les classer méthodiquement, d'après leurs conditions climatologiques et leur influence propre, en ce qui concerne le traitement spécial de certaines formes de la phthisie. Il contribua à éclaircir la question en établissant la différence qui existe entre les zones du littoral proprement dites et celles de l'intérieur, et en indiquant l'action curative des différentes régions, selon les formes et les phases diverses de la phthisie pulmonaire.

Les écrits du docteur de Pietra Santa se trouvant conformes à mes idées et aux observations que je faisais consciencieusement à Menton sur la phthisie depuis 1852, je me déterminai à régulariser mes études, et à les ramener à des principes qui, basés sur l'observation clinique et sur des données climatologiques patiemment recueillies, pussent me permettre d'indiquer d'une manière sûre l'action curative du climat de Menton dans les différents cas de phthisie pulmonaire. Tout à fait différentes de mes études antérieures qui, par induction, rattachaient l'action curative aux conditions climatologiques et aux observations météorologiques, ces nouvelles études s'appuient sur l'observation clinique et sur une longue période de temps.

Voici le plan que j'ai suivi.

Dans une première partie, j'ai passé en revue la climatologie de Menton comprenant les observations météorologiques, anémoscopiques, la nature du sol, l'ensemble de la végétation et les conditions climatologiques étudiées d'abord à un point de vue général et ensuite à un point de vue particulier dans les différentes régions du pays qui peuvent, par leur position à l'abri de certains vents, offrir des quartiers moins excitants que ceux qui sont situés dans le voisinage de la mer.

La seconde partie présente l'énumération des maladies régnantes dans le pays, décrit la marche des épidémies, leur fréquence et leurs évolutions; l'influence du sol sur la nature, l'intensité et la marche des maladies *saisonnières*.

Dans la troisième, j'ai indiqué les différentes formes de maladies de poitrine traitées à Menton dans une période de temps déterminée, leur marche et les modifications apportées par l'action du climat; la classification des malades par sexe et par âge, en tenant compte de la durée du séjour fait à Menton.

On comprend aisément qu'une étude si complexe ne pouvait pas se faire en une seule fois, à moins d'en réunir à l'avance tous les éléments et d'en retarder de vingt-cinq ans la publication. N'étant pas sûr de pouvoir atteindre le terme de cette période de temps et, d'autre part, ne voulant pas priver le pays de conseils devenus utiles à son développement, alors surtout qu'il devenait de plus en plus indispensable d'indiquer les mesures hygiéniques à prendre dans la ville même, je me suis décidé, en 1863, à publier un Essai climatologique des différentes régions de Menton. Après une étude générale, je passais en revue les différents quartiers, émettant les vœux que je croyais les plus utiles au développement général du pays, sans négliger toutefois les considérations d'hygiène et les besoins toujours plus pressants des malades étrangers. Si cet écrit n'a pas obtenu un résultat aussi complet que je l'aurais voulu, s'il n'a pas pu éveiller l'initiative des particuliers au point de les décider à se mettre à la tête des travaux dont la prompte exécution aurait changé en peu de temps l'aspect du pays, et à ne pas attendre que toutes les réformes fussent votées et exécutées sur l'ordre d'un conseil municipal, il a cependant servi à poser les questions qui intéressent l'hygiène de la ville et le bien-être des étrangers.

En 1874, me trouvant en possession de vingt-quatre années d'observations cliniques, j'ai cru le moment venu de pouvoir m'occuper de la seconde partie de mon étude, et, dans une nouvelle publication, après avoir exposé avec des développements suffisants la climatologie du pays, j'ai tracé l'histoire du tempérament des habitants et la marche des épidémies observées dans l'espace d'un quart de siècle; j'ai brièvement parlé des maladies des différents systèmes de l'organisme, m'appuyant sur les statistiques de l'hôpital régulièrement faites, et sur les résultats de mes observations personnelles. Je ne me suis pas dissimulé la tâche difficile que j'avais entreprise et les imperfections qu'une telle publication devait avoir. En traitant d'un grand nombre de maladies observées dans un espace de temps si considérable, il m'était impossible de m'occuper de toutes avec tous les développements désirables. Je devais me borner à en donner, dans une limite assez restreinte, un aperçu qui pût mettre à même d'apprécier, dans leur fréquence et dans leur marche, l'influence du climat. J'aurais voulu, pour les épidémies particulièrement, faire coïncider leur étude avec les observations météorologiques faites au moment même de chaque épidémie; mais il m'était impossible de réaliser cette idée, parce que je n'avais pas encore pu établir des observations régulières, comme je l'ai fait depuis, au commencement de 1874, époque à laquelle j'ai installé, à mes frais, dans le jardin de l'hôpital, les instruments nécessaires.

Il me restait à aborder la dernière partie de mon étude, c'est-à-dire à traiter de l'influence que le climat de Menton exerce sur la phthisie pulmonaire.

Quoique possédant l'histoire de plusieurs centaines de maladies, j'avoue que j'ai beaucoup hésité avant de traiter un sujet qui présente tant de difficultés, et j'aurais retardé encore la publication de ce travail, si, d'une part, je n'avais reçu les encouragements du docteur Gueneau de Mussy qui, en acceptant un exemplaire de mon dernier livre sur Menton, me fit observer qu'il fallait, à côté des publications sur la climatologie d'une station d'hiver, faire connaître aussi les résultats cliniques obtenus. J'assurai mon illustre confrère que mes études étaient dirigées vers ce but et que j'espérais pouvoir présenter, dans un délai assez court, les résultats obtenus depuis la création de notre station d'hiver. D'un autre côté, en lisant la préface de la deuxième édition du livre du docteur E. Carrière, *le Climat de l'Italie*, j'ai été frappé de la remarque suivante : « Un climat ne se juge pas seulement sur les conditions du ciel et du sol, il exprime ses qualités et ses défauts sur une autre mesure. Il importe de ne pas négliger de s'en servir. Tenir compte, un compte fidèle, de cette clinique qui s'ouvre dans chaque station, pendant chaque saison d'hiver, ce serait suivre le bon chemin pour arriver à la connaissance des climats, comme devrait la posséder tout médecin. Si, par un accord tacite, les hommes de l'art, en résidence dans les stations, écrivaient les histoires pathologiques qui se déroulent sous leurs yeux, dans leurs rapports avec l'état du climat, il en surgirait bientôt un guide sûr pour les médecins comme pour les malades. C'est dans ces conditions qu'on pourrait établir avec fruit la concordance qui règne entre la cause et l'effet qu'elle engendre. Il y aurait place pour la météorologie, une grande place même, mais elle n'aurait que la sienne. La bonne manière de faire de la véritable médecine prendrait l'autre place, celle qui lui appartient par un droit de justice que les plus enthousiastes météorologistes ne sauraient lui disputer. »

Cette opinion d'un des plus éminents climatologistes, émise en 1869, au moment où s'établissait et s'organisait la climatologie médicale, justifiant complètement l'idée qui m'était venue de faire concourir les observations cliniques à l'étude de la climatologie de Menton je me suis résolu à donner suite à mon projet, et j'ai voulu rendre compte de mes observations sur le plus grand nombre des malades chez lesquels il m'a été possible de constater, non-seulement la maladie qui fait l'objet de cette étude, mais aussi ses différentes phases.

Après avoir expliqué les motifs qui m'ont décidé à publier le présent résumé clinique, je vais dire un mot de la méthode que j'ai choisie pour son exposition.

J'aurais pu produire un grand nombre d'observations et baser sur des chiffres nombreux des déductions qui n'auraient pas été, comme résultat final, l'expression exacte de la plus stricte vérité. Je n'ai pas voulu le faire. En effet, dans les premières années, les malades nous arrivaient médiocrement confiants et les médecins nous les envoyaient à titre d'essai et non d'après des expériences déjà faites. Nous-mêmes, praticiens du pays, surpris par cette vogue subite, nous n'étions pas sûrs que le mouvement allait continuer et prendre les proportions qu'il a actuellement.

Dans ces circonstances, je dois l'avouer, c'est seulement depuis 1866 que je me suis sérieusement attaché à faire une sorte de recueil des observations faites sur les malades que j'ai soignés. C'est alors seulement que j'ai conçu l'idée de l'étude actuelle, et que j'ai voulu pouvoir présenter des résultats indiscutables.

Le travail que je publie est basé sur plus de quatre cents cas de maladies chroniques de poitrine observées à Menton pendant les saisons d'hiver depuis l'année 1866. Des notes, rédigées avec toute l'exactitude possible, contiennent, à côté des noms des malades (qui resteront toujours un secret professionnel), l'indication de leur nationalité, et tiennent compte de l'âge, du sexe, du diagnostic et des causes, lorsqu'il m'a été possible de les connaître, des symptômes les plus marquants survenus dans le courant du traitement, du poumon malade, de la durée du séjour fait à Menton, de la terminaison de la maladie, que ce soit une simple amélioration temporaire, la guérison définitive ou la mort. Si la mort n'est pas toujours survenue à Menton, j'ai cherché du moins à la constater, au moyen des relations que j'entretiens avec l'entourage de mes malades, lorsqu'il m'est possible de le faire.

C'est donc dans cet ordre que je parlerai des résultats obtenus à Menton, n'oubliant rien de ce qui peut être intéressant pour la médecine et la thérapeutique, relatant même les cas où l'effet du climat a été nul ou dangereux. C'est dans le même ordre que je me propose de continuer mes observations ultérieures.

Je n'ai pas la prétention de présenter ce travail aux médecins comme une monographie sur la phthisie, je veux seulement compléter l'étude climatologique de Menton, que j'ai commencée depuis plusieurs années, par une énumération véridique et sincère de ce que j'ai observé et de ce que les médecins peuvent espérer obtenir en envoyant leurs malades dans notre pays. Je serais heureux de pouvoir être un guide pour les uns, de procurer du soulagement aux autres, et d'assurer la renommée médicale de Menton que j'aime comme ma seconde patrie.

CHAPITRE PREMIER

VÉGÉTATION DE MENTON. — TEMPÉRATURE. — TABLEAUX SYNOPTIQUES MÉTÉOROLOGIQUES. — DIVISION DES ZONES DU LITTORAL ET DE L'INTÉRIEUR.

Il est impossible de parler des effets d'un climat sans en résumer les qualités principales tirées de la végétation et de la température qu'il présente. Renvoyant le lecteur qui voudrait en prendre une connaissance plus approfondie aux publications plus étendues sur ce sujet, et à ce que j'en ai écrit moi-même dans mon dernier ouvrage sur Menton, je me bornerai ici à relater les faits indispensables pour donner aux médecins une idée convenable du climat.

La végétation présente à Menton un caractère plus méridional que dans les autres stations hivernales françaises. Si, à Villefranche et à Nice, la production des orangers est supérieure à celle du territoire de Menton, il n'en est pas de même de celle des citronniers qui, cultivés en plein champ, fleurissent ici quatre ou cinq fois par an, produisant autant de récoltes (1). « Cette différence, dit le docteur Carrière, a toute sa signification, lorsqu'on saura que cet arbre exige une température plus élevée et plus soutenue que celle qui est nécessaire pour la culture de l'oranger. Ses fleurs et ses fruits se renouvelant sans cesse, il est délicat, parce qu'en travail toute l'année, il semble privé de cette sorte de sommeil hivernal qui règne pendant toute une saison sur la nature végétale. »

L'olivier, dont on peut admirer des champs merveilleux au cap Martin, atteint des proportions colossales, et dans cette région, nombre de spécimens séculaires sont arrivés à un tel degré de développement que trois hommes pourraient à peine en embrasser le tronc.

En raison de la configuration du territoire de Menton et de sa pente rendue plus douce par les gradins qui retiennent les terres de transport, on peut admettre que l'oranger, le citronnier et ses variétés occupent le premier plan de

(1) Première récolte dite *premières fleurs*; deuxième dite *Verdami*; troisième dite *Granetti*; quatrième *Testasse*; quelquefois il y a une cinquième récolte.

l'amphithéâtre, et que l'olivier et les différentes variétés de pin occupent les hauteurs, là où ils n'ont pas été remplacés par des vignes qui, en peu d'années, ont atteint un développement et une production assez considérables. Le caroubier, dont les espèces sont plus rares à Menton qu'à Monaco, croît dans des terrains pierreux et produit sans exiger aucun entretien. Le palmier se trouve à Menton dans des conditions favorables à son développement, pourvu que le terrain où il est planté ne soit pas trop humide. C'est un arbre qui croît en abondance dans les terrains rocailleux ou d'alluvion, comme on peut le voir à la Bordighiera du côté oriental et dans la direction des Spedaletti.

Je ne parlerai pas des autres genres de cultures, parce que la nature du sol et le manque d'eau ne permettent pas de les essayer. Ainsi, à part l'huile, les oranges et les citrons dont on exporte cinquante millions par an, le pays ne produit que très peu de fruits et de légumes et la quantité qu'on en consomme, pendant l'hiver, est importée principalement de Nice et des pays voisins.

La flore de Menton, comme la végétation, se

ressent de la nature chaude du climat. Le Cactus, les Lauriers roses tapissent les bords des promenades; les violettes, les renoncules se trouvent dans toutes les campagnes à profusion, au milieu d'une foule d'autres plantes sauvages qui font les délices de tous les touristes. La flore de Menton, décrite par le chevalier Ardoino et celle de M. Moggridge, illustrée de planches, témoignent de la variété et de la richesse des fleurs de cette contrée.

Si on jette un coup d'œil sur la position et sur la végétation du pays, on est saisi de sa beauté et l'on doit constater qu'une végétation si luxuriante ne peut être due qu'à des conditions de sol et de température exceptionnelles.

Menton, ayant été déshérité politiquement et socialement sous la domination des princes de Monaco, n'avait reçu aucune impulsion vers l'étude et le développement des sciences et des connaissances qui se rapportent plus ou moins directement à l'agriculture.

La classe aisée, comme la classe pauvre, avait pour seule occupation la culture du sol; mais sans encouragement et sans protection de la part du gouvernement, l'agriculture ne suivait d'autre guide que la routine. Cependant, cette question était loin de laisser tout le monde indifférent. Un de nos plus remarquables concitoyens, M. Jérôme de Monléon, qui a été longtemps maire de la ville, doué d'un profond esprit d'analyse et d'étude, a tenu un compte exact des observations qu'il a faites. C'est à lui que nous devons les premières notions régulières sur la température de Menton. Ses remarques forment la première période de la météorologie, d'une durée de vingt-sept ans (1818 à 1844), et établissent le maximum et le minimum de la température de chaque année. Quoique cette série d'observations n'offre pas toute la précision désirable, elle n'en a pas moins le grand avantage de constater en principe : 1° que la température ne descend au-dessous de zéro qu'une seule fois dans l'espace de dix ans; 2° que dans le même espace de temps le minimum des moyennes d'hiver s'arrête à 8° environ ; 3° que le maximum de la chaleur, pendant l'été, dépasse rarement 30° centigrades, et, comme ce chiffre ne s'est présenté que trois fois pendant une période de vingt-sept ans, il est logique de représenter par 28° centigrades la température maxima de l'été pendant ladite période.

La seconde série d'observations plus régulière et plus exacte est due à M. Tonin de Bréa, sous-intendant militaire en retraite. Ayant beaucoup vécu à l'armée et dans une société choisie, outre les profondes connaissances en littérature qu'il possédait, il avait contracté l'habitude de l'ordre et de l'exactitude dans ses occupations. Voulant suivre l'exemple de M. de Monléon, il entreprit d'enregistrer ses observations météorologiques trois fois par jour, et il continua son travail pendant dix ans, de 1851 à décembre 1860.

Sachant que je m'occupais de la météorologie du pays, il me communiqua, à la fin de cette période de dix ans, son excellent recueil qui résume dans un tableau synoptique ses observations et donne la statistique comparative des moyennes annuelles et décennales, ainsi que la détermination de la température moyenne de chaque mois.

D'après ses observations, M. de Bréa établissait que la température moyenne annuelle de Menton était de 26° centigrades pour l'été, de

7° centigrades pour l'hiver, et la moyenne décennale de 24°,1 centigrades pour le maximum et 9°,3 pour le minimum.

Voulant continuer l'œuvre de M. de Bréa, je commençai, en 1861, des observations que je continuai régulièrement jusqu'à la fin de 1863. M. de Bréa divisait les vingt-quatre heures de la journée en trois parties égales, à chacune desquelles correspondait une observation. Pour moi, me préoccupant d'appliquer mon travail à la médecine, je crus devoir m'appuyer sur trois observations enregistrées entre le lever et le coucher du soleil, les accompagnant du minimum de la nuit. Malgré cette différence de procéder, mes observations coïncidaient avec celles de M. de Bréa. De sorte que si l'on réunit toutes les observations de ces treize années, on arrive à représenter très-exactement les températures moyennes de chaque saison à Menton par les chiffres suivants :

Hiver, 9°,6 centigrades ; printemps, 15°,3 ; été, 23°,6 ; automne, 16°,8.

Je regrette que des circonstances indépendantes de ma volonté m'aient empêché de continuer ces observations.

Mais, pour atteindre mon but scientifique, les éléments ne me manquent pas. M. Castillon, officier d'Académie, qui a occupé, pendant plusieurs années, le poste de directeur de l'école municipale de Menton, à la grande satisfaction de la population entière, commença en 1871, pour se conformer aux instructions qu'il avait reçues de Paris, des observations qu'il faisait six fois par jour, depuis six heures du matin, à trois heures d'intervalle, indépendamment de celles de la nuit.

Quoique ces constatations à intervalles trop rapprochés restent en dehors des applications médicales, elles n'en sont pas moins précieuses par leur régularité. Les moyennes mensuelles obtenues par cette nouvelle série d'observations que M. Castillon a bien voulu me communiquer et qui comprennent les années 1871, 1872 et 1873 inclusivement, s'harmonisent parfaitement avec les moyennes des saisons que j'ai établies plus haut.

Voulant cependant assurer à Menton le bénéfice d'observations météorologiques régulières, j'ai établi, à mes frais, dans le jardin de l'hôpital, un modeste observatoire, construit sur le modèle de ceux de Glascow, d'après les conseils de feu M. Freeman, l'un des météorologistes les plus distingués d'Angleterre.

Depuis le mois de janvier 1874, les observations sont faites trois fois par jour, à huit heures du matin, à deux heures et à six heures du soir. Elles sont consignées dans un registre avec les constatations *maxima*, *minima* barométriques, hygrométriques, pluviométriques, la direction des vents et l'état du ciel.

Mes observations de 1861 à 1863, celles de M. Castillon de 1871 à 1873 et mes nouvelles observations reprises et continuées à l'hôpital depuis 1874, forment la troisième période régulière d'observations météorologiques faites à Menton, comprenant un espace de temps égal à celui de M. de Bréa, soit dix ans.

Ceux qui connaissent la topographie de ce pays pourront se demander si les observations que je fais à l'hôpital qui est situé hors de la ville, au commencement de la baie de l'est, peuvent être considérées comme l'expression vraie de la température de Menton. Dans ce pays qui mesure à peine une étendue de quatre kilomètres sur le parcours du littoral et tout au plus huit cents mètres du midi au nord en partant des points où les collines s'éloignent le plus de la mer, les variations de la température ne doivent se calculer que par dixièmes de degré, l'abri des montagnes, l'exposition plus ou moins favorable au soleil formant la seule différence entre les nombreux quartiers de la ville. En tenant compte de ces causes, on est arrivé à considérer la baie de l'est comme la plus chaude (Garavan et Cuses) et l'extrémité de la baie de l'ouest (cap Martin) comme la moins chaude. Dans les quartiers nouveaux des Pigautiers, de la Pietra Scritta, des Rigaudes, des Figaréasses, la température se relève encore pour former une zone égale en chaleur à celle de Garavan et des Cuses, et supérieure à celle qui est occupée par le centre de la ville. Ces diversités topographiques semblent présenter un inconvénient, celui d'avoir ainsi des observations météorologiques recueillies dans des quartiers qui n'offriraient pas la température moyenne du pays. Cette considération m'a suggéré la pensée de faire de nombreuses observations aux deux extrémités et au centre de la ville, et de les comparer avec celles déjà faites à l'hôpital. Je suis arrivé à cette conclusion que mes observations telles que je les ai entreprises, et malgré l'exposition du lieu où elles ont été faites, représentent la température moyenne du pays.

D'après les renseignements que je viens de donner sur la température de Menton, on voit que ce pays n'est pas des moins favorisés, en ce qui concerne les observations météorologiques, car ces observations embrassent une période de quarante-sept ans ; celles qui ont été recueillies pendant les vingt-sept premières années ne sont pas très régulières ; elles sont antérieures à la transformation de la ville en station d'hiver ; mais celles qui sont comprises dans les vingt dernières années ont été faites avec la plus grande régularité, et peuvent donner une juste appréciation de sa température.

Me basant seulement sur les vingt dernières années, j'ai établi la température moyenne des saisons de la manière suivante :

Hiver, 9°,80 ; printemps, 15°,4 ; été, 23°,82 ; automne, 17°,36.

Je dois faire observer que le trimestre d'hiver est censé commencer au mois de décembre pour se terminer fin février, et que le maximum de l'été peut être évalué à 28 degrés.

Il me reste encore à donner quelques renseignements nécessaires sur les observations barométriques et hygrométriques. Quant aux premières, je peux dire que, d'après les vingt années que j'ai prises pour base de mes tableaux synoptiques, on peut établir que les moyennes de chaque mois varient entre $748^{mm},1$ et $764^{mm},3$ et les oscillations annuelles entre 738^{mm} et $773^{mm},3$.

Quant aux observations hygrométriques, elles n'ont pas été aussi régulièrement suivies que les autres; elles sont, par conséquent, moins nombreuses; M. de Bréa n'en faisait pas. Mais, dès les années 1861, 1862 et 1863, je les ai entreprises avec l'hygromètre de Saussure et j'ai pu établir que les moyennes mensuelles variaient entre 48,4 et 61,5, et les oscillations annuelles entre 35 et 67. Depuis, je me suis servi du psychromètre, évaluant la différence des deux thermomètres sur les tables psychrométriques d'Haeohens, afin d'établir des moyennes mensuelles que j'ai trouvées osciller entre 67 et 85.

Mes études relatives aux vents sont de date

encore plus récente. Je n'ai pu les enregistrer régulièrement que depuis un an et demi; cependant j'ai constaté que les indications laissées à ce sujet par M. de Monléon, les appréciations données par tous les observateurs qui se sont basés sur la topographie du pays et l'abri des montagnes, étaient exactes, car les vents dominants sont ceux du sud, de l'ouest et de l'est. Les vrais vents du nord, du nord-ouest et du nord-est sont toujours réfléchis, parce qu'ils ne peuvent pénétrer dans l'enceinte du bassin de Menton, garanti par l'uniforme barrière que leur opposent les montagnes élevées qui s'étendent en cercle, du Gramont et du Berceau à l'est, avec une élévation moyenne de 1240 mètres, pour finir à l'ouest, à la Turbie, avec une élévation moyenne de 1150 mètres. Il est facile d'expliquer ainsi pourquoi les vents froids du nord sont inconnus à Menton, et pourquoi le mistral si désagréable sur toute la côte, depuis Marseille, ne nous arrive que modifié en vent du nord-ouest tourné au sud.

Le docteur Bottini, qui m'avait précédé de quelques années dans l'exercice médical à Menton, dit dans son livre à propos des vents :

« Le vent d'est est sec et n'amène ni orages, ni pluies; le vent d'ouest est humide. Les vents qui soufflent entre le sud-ouest et le sud-est déterminent la pluie. Le nord-ouest n'est jamais ni très froid, ni violent; celui du nord-est est le plus désagréable et le plus froid. Le siroco, ou vent du sud-est, est moins chaud et moins énervant à Menton que dans le sud de l'Italie; il est moins humide; en hiver, quelquefois, il devient froid et cela arrive quand les montagnes de la Corse sont couvertes de neige. »

La prépondérance des vents chauds nous donne l'explication des bonnes conditions climatologiques du pays et de son action tonique qui est en rapport, non-seulement avec les conditions du sol, mais aussi avec la rareté des pluies. M. de Bréa a tracé des tableaux dans lesquels il indique l'état du ciel pendant une période de dix ans, de 1851 à 1860. Selon lui, sur 3,653 jours, il a fait beau 2,140 jours; il y a eu du soleil et des nuages 457 jours; le temps a été couvert 248 jours et il a plu 808 jours. Il ne dit pas à quelle époque la pluie est plus constante et plus abondante.

Je ne peux indiquer l'état du ciel pendant la

troisième période de dix ans qu'en me basant sur mes propres observations de sept ans.

Ainsi sur 2,555 jours il y a eu 1,332 jours de soleil, 390 jours couverts, 400 nuageux et 433 de pluie.

Les observations que M. de Bréa a réunies dans un tableau synoptique ne donnent pas les moyennes annuelles de l'état du ciel par saison. Celles que j'ai établies d'après mes observations se résument ainsi :

	Soleil.	Couvert.	Nuageux.	Pluie.
Hiver........	44 $^6/_7$	16 $^1/_7$	14 $^2/_7$	14 $^4/_7$
Printemps....	41 $^3/_7$	14 $^5/_7$	17 $^4/_7$	15 $^2/_7$
Été..........	58 $^3/_7$	11 $^5/_7$	10 $^5/_7$	11 $^1/_7$
Automne.....	45 $^6/_7$	12	14 $^5/_7$	18 $^3/_7$

La rareté des pluies prouve jusqu'à l'évidence la tonicité du climat de Menton.

M. de Monléon et M. de Bréa n'ont jamais fait d'observations pluviométriques, et moi-même je n'ai pu en faire régulièrement que depuis le mois de septembre 1875 ; j'ai toujours mesuré la pluie dans un vase de zinc de 25 centimètres carrés, surmonté d'un entonnoir mesurant également 25 centimètres carrés.

L'évaluation de la quantité de pluie tombée dans les 24 heures a été faite avec le mètre linéaire. Dans la première année, il est tombé 689 millimètres de pluie ; dans la seconde, 719 millimètres. La plus forte quantité de pluie est tombée en octobre 1875, en mars, avril, août, novembre, décembre 1876 ; en mars, avril et mai 1877. La saison des pluies est le printemps et la seconde moitié de l'automne, et lorsque les pluies arrivent régulièrement à ces deux époques de l'année, on peut être sûr que l'hiver ne sera pas rigoureux et que l'été ne sera pas trop chaud.

Le retard dans les pluies de l'automne amène des hivers pluvieux ; ce même retard dans les pluies du printemps est encore plus dangereux ; il donne lieu à des sécheresses qui sont très-nuisibles à la prospérité de la végétation du pays. C'est alors que la chaleur de l'été dure depuis le commencement de juin jusqu'au 15 septembre avec une uniformité désespérante et avec un maximum oscillant journellement entre 28° et 30°, sans qu'une goutte de pluie vienne rafraîchir momentanément la température, ou qu'une brise salutaire soulage le corps fatigué par la chaleur et la transpiration. L'oscillation de l'échelle thermométrique dans les chaleurs de l'été entre le minimum et le maximum est de 5 degrés; en hiver, elle varie entre 6 et 7.

Après avoir épuisé les notions indispensables que je voulais donner sur la végétation et la météorologie du pays pour en apprécier les bons effets dans les maladies de poitrine, et avant d'indiquer sommairement les cas que j'ai traités et les modifications que j'ai pu constater, il me faut parler brièvement des conditions de certains quartiers dont la valeur climatologique a été méconnue.

J'ai établi que Menton possède, d'après sa position topographique, deux zones très distinctes, celle du littoral et une seconde située à mi-côte. Ces deux zones correspondent aux besoins thérapeutiques si variés des maladies de poitrine, permettant de placer les malades lymphatiques au bord de la mer, et de faire séjourner ceux dont la surexcitation nerveuse est trop forte à une distance de la mer qui, d'après la topographie de Menton, ne peut dépasser 800 mètres.

Voilà donc des conditions climatologiques qui sont bien en rapport avec les exigences médicales. Tous les médecins qui ont fait une étude approfondie du climat de Menton doivent admettre cette distinction et, comme moi, ils doivent protester contre la guerre déloyale qui, depuis deux ans, est faite aux quartiers de la baie de l'est, qui comprennent des positions uniques comme température. Il est temps que la voix des médecins s'élève contre l'empiétement de la mode ; dépositaires et responsables de la santé de leurs malades, c'est un devoir pour eux de choisir parmi les différentes expositions celles qui sont plus en rapport avec les besoins de leurs clients. Par leur noble désintéressement, ils doivent faire cesser cette guerre absurde de quartiers à quartiers et d'hôtels à hôtels, qui tend à discréditer et à ruiner certains quartiers pour favoriser des spéculations qui se sont fixées ailleurs. Pour ma part, je m'opposerai de toutes mes forces à ce dénigrement obstiné qui ne peut que nuire aux *intérêts* des malades qui viennent demander au climat de Menton l'élément curatif d'une santé presque perdue, au prix quelquefois des plus grands sacrifices et des plus grandes douleurs.

Pénétré de l'importance de cette question, j'ai fait exécuter une carte topographique de

Menton, qui indique toutes les positions des deux baies, ainsi que les promenades des environs et l'élévation des différents pays, but des excursions des touristes.

Quant à la valeur climatologique des différents quartiers, elle peut se résumer dans une variation qui n'atteint pas 2 degrés sur tout le parcours de la zone du littoral depuis l'extrémité est (Cuses) jusqu'à l'extrémité ouest (cap Martin).

La zone à mi-côte manque malheureusement dans les quartiers des Cuses, des Garavans, des Guillans, des Romangrises, des Figaréasses qui ont la même élévation de température, faute d'entente et d'initiative entre les propriétaires pour établir un boulevard dont l'utilité a toujours été reconnue. Il y a dans ces quartiers certaines positions où les propriétaires, afin d'augmenter la valeur de leurs immeubles, ont été obligés d'ouvrir des communications en créant des chemins particuliers accessibles aux voitures, et cela au prix de grands sacrifices pécuniaires.

Cette zone dans la baie de l'ouest est plu développée, et dans plusieurs endroits la spéculation y a opéré des transformations surprenantes. Avec le temps les quartiers de la vallée de Menton, des Chiappes, des Pigautiers, des Carnolets supérieurs, du cap Martin ou Lodole, pourront rivaliser, en raison de leurs conditions climatologiques, avec ceux des Rigaudi, des Vignasses et de la Pietra Scritta, qui, par le nombre de leurs villas et de leurs grands hôtels, forment des centres très-appréciés par les étrangers qui sont forcés de fuir le bord de la mer.

Les rives des trois torrents Carei, Borigo et Gorbio, qui sillonnent la baie de l'ouest, présentent aussi de bonnes positions, pourvu que la spéculation sache choisir celles qui sont le plus exposées au midi et au couchant et qu'elle évite le voisinage immédiat des torrents, qui peut amener de brusques transitions de température pendant l'hiver.

Par l'énumération des différents quartiers des deux baies, qui présentent les conditions favorables d'une installation d'hiver, j'ai voulu *signaler* la distinction des deux zones et le parti qu'un médecin éclairé peut en tirer.

Mais il ne suffit pas que le médecin indique

où pourrait s'installer le malade, il est nécessaire que la rivalité des quartiers cesse, et que tous les propriétaires, pénétrés de la solidarité de leurs intérêts, trouvent, dans l'entente et dans l'association de leurs capitaux, cette force qui seule peut transformer leurs campagnes en quartiers d'habitation pour la saison d'hiver. Cette force maîtresse d'elle-même doit prendre hardiment l'initiative de toutes les améliorations et dédaigner les hésitations et les lenteurs des conseils municipaux, qui souvent provoquent les plus légitimes réclamations et compromettent l'avenir et la prospérité d'une ville.

De quelle prospérité jouirait actuellement Menton, si, écoutant le conseil que j'avais donné en 1863, elle avait su, par l'initiative privée, créer le boulevard à mi-côte depuis Carnolès jusqu'à la Villajia?

1er Tableau synoptique. — *Moyennes mensuelles et décennales des observations météorologiques faites par* M. de Bréa, *de* 1851 *à* 1860.

MOIS.	1851	1852	1853	1854	1855	1856	1857	1858	1859	1860	MOYENNES décennales mensuelles.
Janvier.......	10.60	10.00	11.70	11.50	8.00	10.50	7.30	6.90	7.50	9.40	9.34
Février.......	10.00	9.50	7.60	10.20	10.90	10.50	9.20	9.70	9.50	7.80	9.49
Mars.........	11.60	10.50	10.20	13.80	12.50	11.80	12.00	10.90	12.50	10.50	11.63
Avril.	16.60	12.10	15.10	15.60	16.70	13.80	13.50	15.30	14.30	13.50	14.65
Mai..........	17.00	19.10	17.70	20.70	18.40	15.80	17.00	16.90	17.50	17.90	17.80
Juin....	23.10	21.80	21.50	22.70	21.50	20.50	21.40	23.10	20.40	20.50	21.65
Juillet.	24.10	25.20	25.50	25.60	24.00	23.60	23.60	22.10	25.50	26.60	24.58
Août.........	25.10	23.50	25.50	25.50	25.20	24.00	23.50	22.20	25.20	22.00	24.17
Septembre....	21.20	20.60	21.50	21.80	20.80	19.00	21.20	20.90	21.40	20.30	20.87
Octobre......	17.60	18.00	17.60	18.60	17.70	17.40	17.70	17.60	17.30	17.40	17.69
Novembre. ...	9.50	15.30	13.80	12.30	12.30	10.80	12.10	11.00	13.40	11.50	12.20
Décembre. ...	9.20	12.50	10.20	11.50	8.00	9.30	10.10	9.00	7.60	8.50	9.59
Moyennes annuelles.....	16.30	16.50	16.50	17.50	16.30	15.80	15.80	15.30	16.00	15.10	

2e TABLEAU SYNOPTIQUE. — *Moyennes mensuelles et décennales des observations météorologiques faites par* MM. FARINA *et* CASTILLON.

MOIS.	FARINA.			CASTILLON.			FARINA.				MOYENNES décennales mensuelles.
	1861	1862	1863	1871	1872	1873	1874	1875	1876	1877	
Janvier.	10.10	8.80	9.70	9.65	9.74	10.60	9.80	11.56	10.27	12.00	9.92
Février........	11.60	10.60	10.30	10.30	10.98	10.03	9.38	8.48	10.78	11.24	10.36
Mars..........	13.20	13.70	12.10	12.90	12.97	11.64	10.68	11.42	12.39	10.77	12.17
Avril..........	15.40	13.60	16.00	16.42	15.66	14.66	13.94	14.36	14.22	14.08	14.83
Mai...........	19.60	23.10	18.90	19.40	17.95	18.15	15.53	20.45	17.90	17.52	18.76
Juin..	23.60	22.90	21.90	20.50	21.02	21.45	22.40	22.66	21.30	24.19	22.15
Juillet.	24.50	25.20	24.70	24.20	24.32	25.41	24.92	24.17	25.53	25.14	24.81
Août..........	26.20	24.60	23.80	23.50	23.94	26.32	23.49	25.83	25.00	26.00	24.86
Septembre....	21.80	20.00	20.20	22.09	22.57	21.44	22.13	23.33	21.18	22.70	21.68
Octobre.......	18.90	18.90	18.00	17.60	17.46	18.47	18.42	17.33	19.28	16.89	18.52
Novembre....	13.30	13.80	13.20	11.38	13.72	11.15	12.94	13.10	12.99	14.41	12.99
Décembre....	10.80	9.80	9.60	8.00	12.03	10.93	9.32	9.87	12.23	10.68	10.32
Moyennes annuelles.....	17.50	17.00	16.50	16.41	16.86	16.68	16.04	16.88	16.85	17.41	

CHAPITRE II

GÉNÉRALITÉS SUR LA PHTHISIE. — CLASSIFICATION DES MALADES TRAITÉS. — AGE ET SEXE. — MARIAGE ET CÉLIBAT. — PROFESSIONS.

§ 1.

En indiquant le but de ce travail, j'ai dit que je voulais uniquement me renfermer dans la limite pratique, c'est-à-dire exposer les résultats que j'ai obtenus à Menton dans le traitement des maladies chroniques de la poitrine. Ce but, j'ai cru pouvoir l'atteindre en groupant les observations recueillies de manière qu'elles pussent servir de base à des études ultérieures plus complètes et guider les médecins dans les recherches qui, depuis plusieurs années, sont faites pour arriver à utiliser les ressources climatologiques dans le traitement des différentes lésions pulmonaires chroniques.

J'ai donc jugé inutile de faire précéder mes observations d'un exposé de l'état actuel de l'histologie sur la nature et le développement du tubercule ; j'ai omis toutes les controverses des phthisiologues modernes sur la théorie unitaire du tubercule établie par Laënnec et vaillamment soutenue par les récents travaux de Cornil et de Ranvier, de Grancher, de Thaon et de Charcot ; cette lutte de l'École française pour détruire les théories de l'École allemande dont Virchow et Reinhardt sont les principaux représentants aurait besoin, selon moi, d'une étude approfondie et qui ne trouverait pas utilement sa place ici, pour être jugée avec autorité et sans appel.

Ces détails histologiques peuvent trouver leur place dans des travaux qui traitent spécialement de la phthisie, comme vient de le faire récemment mon ami le docteur Thaon (1) ; mais il m'était impossible de suivre son exemple, parce que la clientèle des stations d'hiver ne permet pas de contrôler par l'autopsie les diagnostics et les altérations pathologiques, comme on a l'habitude de le faire dans l'amphithéâtre d'un hôpital.

(1) Thaon, *Clinique climatologique des maladies chroniques*. Premier fascicule.

J'ai donc pris pour base de mon étude l'observation clinique telle que je l'ai recueillie au lit des malades, relatant les cas les plus remarquables et donnant un aperçu consciencieux des effets qu'on peut obtenir sous l'influence des climats du midi.

Malgré la plus scrupuleuse exactitude que j'ai apportée dans la rédaction de ce travail, je ne me dissimule ni les lacunes qu'il renferme, ni les développements plus considérables que j'aurais pu donner à certaines parties, ni les critiques dont il pourra être l'objet. Cependant, tout en me réservant de traiter cette question d'une manière plus complète, lorsque je pourrais m'appuyer sur des éléments beaucoup plus nombreux, je n'ai pas cru devoir retarder cette publication dans l'espoir qu'elle pourra servir au développement de l'une des stations d'hiver les plus remarquables de la France.

§ 2.

Je ne m'arrêterai donc pas à l'énumération des opinions émises par les maîtres des différentes écoles; je me contenterai, pour procéder avec ordre, de donner la classification des malades que j'ai observés et de faire connaître les principes qui m'ont guidé dans cette étude.

Le mot *phthisie* est une dénomination qui désigne cet ensemble de désordres des fonctions de l'appareil respiratoire, qui donnent lieu à l'inflammation lente du poumon, à son ulcération et à ces altérations organiques qui en sont la conséquence et qui produisent la consomption. Cet état pathologique, pouvant être le résultat de causes diverses, implique la nécessité d'établir diffèrentes formes de phthisie, et, m'appuyant sur l'autorité d'Hérard et de Cornil, de Pidoux et de Jaccoud, je crois conforme à l'observation clinique d'admettre :

1° Que la phthisie peut provenir d'une diathèse spécifique (*tuberculeuse*) qui donne lieu, dans le tissu pulmonaire, à l'évolution des tubercules, produits organiques dégénérés qui, après avoir subi diverses transformations, constituent la vraie phthisie tuberculeuse ;

2° Elle peut être la conséquence d'une dégénération pulmonaire affectant une forme particulière qu'on a appelée *caséeuse* pour la distinguer de la première ; les deux formes peuvent exister isolément; quelquefois on voit, dans le cours de la seconde, se déterminer l'évolution des tubercules ;

3° Enfin, la phthisie peut survenir à la suite d'une inflammation pulmonaire aiguë passée franchement à l'état de suppuration, déterminant ainsi une vraie phthisie consomptive secondaire que le professeur Jaccoud a appelée *processus pneumoniques phthisiogènes.*

§ 3.

Ces trois formes sont bien caractérisées ; on les observera fréquemment dans la pratique. Il est essentiel de les déterminer soit étiologiquement, soit sous le rapport du diagnostic et de la thérapeutique.

J'ai tenu d'autant plus à conserver cette distinction, admise d'ailleurs par un grand nombre de praticiens d'un mérite reconnu, que dans la plupart des phthisiques que j'ai eu l'occasion d'observer, non seulement je l'ai trouvée exacte et bien fondée, mais encore j'ai pu constater que l'effet du climat est différent suivant la forme de la maladie. Dans l'énumération des cas de phthisie qui forment l'objet de cette étude, je ne manquerai pas de signaler ceux qui, par leur forme, par leur marche et leurs modifications, peuvent venir à l'appui de la division établie.

§ 4.

Classification des maladies.

Le nombre des malades sur lesquels j'ai basé mes observations s'élève à 463, dont 346 n'ont passé qu'une saison à Menton depuis 1866, et 117 sont venus y passer successivement, depuis cette époque, plusieurs hivers. J'ai établi cette division pour étudier séparément les effets du climat sur les malades qui n'ont séjourné dans le midi que pendant une seule saison, et sur ceux qui y ont passé plusieurs hivers. Cette division m'a permis, en outre, de simplifier les tableaux que je me proposais de dresser d'après l'âge et le sexe, et d'après l'état civil et la forme de la maladie.

§ 5.

Age et sexe des malades.

« Aucun âge, dit le professeur Gueneau de Mussy, n'est à l'abri de la phthisie ; mais on observe son invasion surtout aux époques des grandes révolutions organiques où l'économie, comme ébranlée par le travail qu'elle a accompli, est plus accessible à l'action des causes morbifiques. » Les statistiques de Clark, Bayle, Louis, Andral, Lombard et Briquet, placent la plus grande fréquence de la phthisie entre 20 et 30 ans, confirmant ainsi l'aphorisme d'Hippocrate que le tabes sévit de préférence de 13 à 35 ans. La statistique que j'ai faite de l'âge des malades observés confirme le principe sus-énoncé. Les cas de phthisie sont rares avant l'âge de dix ans, et les enfants chez lesquels elle se manifeste dans cette première période de la vie en sont plutôt atteints secondairement, à la suite de bronchites ou de pneumonies qui compliquent les maladies éruptives, que par le développement primitif de la phthisie tuberculeuse.

J'ai pu constater moi-même l'exactitude de ce principe à Menton, où la phthisie est excessivement rare à cet âge parmi les habitants, et où je l'ai presque toujours vue, non comme maladie diathésique, mais comme conséquence de pleuro-pneumonies suppurées.

La phthisie commence à se présenter de 10 à 20 ans et surtout de 15 à 20, c'est-à-dire ordinairement à l'âge de la puberté ; il est même à remarquer que le nombre de cas varie suivant le sexe, puisque dans mon tableau les femmes atteintes sont du double plus nombreuses que les hommes. Les deux périodes de 20 à 30 et de 30 à 40 sont celles qui offrent le plus grand nombre de phthisies tuberculeuses, caséeuses et de pneumonies phthisiogènes.

Pour ma part, j'ai observé que, pendant ces deux périodes, le sexe a une influence bien marquée sur la maladie, le chiffre des hommes étant d'un quart supérieur à celui des femmes. De 40 à 50, la fréquence de la phthisie diminue de moitié, comparativement aux deux périodes précédentes ; mais ici, le sexe ne paraît avoir aucune influence, puisque j'ai pu constater, chez les hommes, seulement quelques cas de plus que chez les femmes; de 50 à 60, la maladie s'efface presque complètement, elle fait place à la bronchite chronique qui est très-fréquente. Enfin, de 60 à 80 ans, je l'ai à peine constatée trois fois dans les deux sexes.

Tableau synoptique du nombre des malades, selon l'âge et le sexe.

		Hommes.	Femmes.
De 5 ans à	10	4	4
10	20	15	23
20	30	61	50
30	40	59	41
40	50	25	23
50	60	15	8
60	80	11	7
		190	156

On voit, d'après ce tableau, que dans les deux périodes de 20 à 30 ans et de 30 à 40, les cas de maladie sont plus nombreux que dans les autres périodes. Le tableau suivant nous donnera la relation qui existe entre l'âge et le sexe pour la manifestation de la phthisie et autres maladies chroniques ou diathésiques de l'appareil pulmonaire.

TABLEAU.

Tableau des maladies de poitrine d'après l'âge et le sexe.

Ans.			Hommes.	Femmes.
5 à	10.	Bronchites chroniques..........	3	4
10	20.	Phthisies tuberculeuses.........	8	16
»	»	Bronchites, laryngites chroniques.	1	2
20	30.	Phthisies tuberculeuses.........	35	24
»	»	Bronchites, laryngites chroniques.	11	12
»	»	Pneumonies phthisiogènes......	14	11
30	40.	Phthisies tuberculeuses.........	32	22
»	»	Bronchites, laryngites chroniques.	17	14
»	»	Pneumonies phthisiogènes......	6	4
40	50.	Phthisies tuberculeuses.........	13	9
»	»	Bronchites, laryngites chroniques.	6	8
»	»	Pneumonies phthisiogènes......	4	5
50	60.	Phthisies tuberculeuses.........	7	3
»	»	Bronchites, laryngites chroniques.	7	2
»	»	Pneumonies phthisiogènes......	1	1
50	80.	Phthisies tuberculeuses.........	2	1
»	»	Bronchites, laryngites chroniques.	5	4
			172	142

Ce tableau nous montre que la phthisie tuberculeuse commence chez l'homme au même âge que chez la femme ; mais la proportion, qui se maintient presque égale entre les deux sexes depuis l'âge de 10 ans jusqu'à 30, devient, au contraire, double chez l'homme depuis 30 ans jusqu'à 60.

Les processus pneumoniques phthisiogènes sont un peu plus fréquents chez l'homme de 20 à 30, et ils sont presque dans la même proportion pour les deux sexes dans les périodes suivantes (de 30 à 60).

Les bronchites et les laryngites chroniques inflammatoires ou spécifiques sont moins fréquentes dans les deux sexes jusqu'à l'âge de trente ans, et elles s'accentuent davantage depuis cette époque jusqu'à la vieillesse, affectant les hommes plus que les femmes.

§ 6.

Il est impossible d'établir, faute de renseignements précis, l'influence des professions ou de la condition sociale sur les malades qui viennent demander au climat de Menton la guérison ou l'amélioration de leur santé. Il y a cependant une particularité que je n'ai pas omis de constater touchant l'état civil des malades (mariés ou célibataires).

Les renseignements que j'ai recueillis m'ont permis de dresser des statistiques au moyen desquelles j'ai pu établir que sur 160 hommes malades il y en a 76 mariés et 84 célibataires, et que sur 133 femmes, 94 sont mariées et 39 célibataires.

	HOMMES	
	Mariés.	Célibataires.
Phthisies tuberculeuses..............	31	51
Bronchites, laryngites chroniques.....	30	20
Pneumonies phthisiogènes............	15	13
	76	84

	FEMMES	
	Mariées.	Célibataires.
Phthisies tuberculeuses..............	37	28
Bronchites, laryngites chroniques.....	39	7
Pneumonies phthisiogènes............	18	4
	94	39

Il résulte de ce tableau que le mariage n'exerce dans les deux sexes qu'une médiocre influence sur le développement de la phthisie et des maladies chroniques de la poitrine en général. L'état célibataire, au contraire, semble les favoriser beaucoup plus chez l'homme que chez la femme. Cette différence s'explique naturellement par les habitudes irrégulières et les désordres dont les hommes célibataires donnent quelquefois l'exemple.

CHAPITRE III

CAUSES DE LA PHTHISIE. — HÉRÉDITÉ. QUATRE OBSERVATIONS. — CONTAGION, COHABITATION. QUATRE OBSERVATIONS. — SIÈGE DE LA PHTHISIE. — HÉMOPTYSIE, SON IMPORTANCE DANS LA PHTHISIE. DEUX OBSERVATIONS.

§ 1.

Causes de la phthisie.

Comme dans toute autre maladie, on doit admettre dans la phthisie des causes prédisposantes générales et particulières, et des causes déterminantes ou occasionnelles. Je passerai sous silence l'énumération de ces causes et leurs subdivisions pour ne pas m'écarter de mon but; il n'est, du reste, guère possible de s'en rendre compte dans une station d'hiver. Il y a cependant parmi les causes prédisposantes particulières un point qui doit attirer l'attention du médecin, c'est celui de savoir si la maladie qu'on est appelé à soigner provient d'une cause héréditaire ou occasionnelle.

§ 2.

Hérédité de la phthisie.

Les malades qui viennent séjourner l'hiver à Menton n'hésitent généralement pas à donner tous les renseignements qui peuvent éclairer les médecins sur l'origine de leurs maladies; mais il n'en est pas toujours ainsi. Une fausse honte, un amour-propre déplacé, les empêche quelquefois d'avouer les maladies qui sont particulières à leurs familles; il en est même qui ignorent la cause première de leur mal et ne peuvent donner aucun renseignement. Malgré toutes ces difficultés, j'ai pu dresser un tableau des causes de la phthisie, les divisant en causes héréditaires et occasionnelles.

	Hommes.	Femmes.
Causes héréditaires.................	80	63
Suite de maladies inflammatoires.....	61	60
— de refroidissements...........	19	13
Sans renseignements................	15	12
	175	148

Ce tableau indique de la manière la plus évidente que les causes héréditaires sont à peu près égales, dans la production de la phthisie, aux causes occasionnelles qui peuvent la déterminer.

Il faut cependant admettre que si l'hérédité joue un grand rôle dans la production de la phthisie tuberculeuse, la maladie ne suit pas toujours la même marche dans son évolution. Le plus souvent l'individu, né tuberculeux, voit la maladie se déclarer et parcourir fatalement son cours : elle n'est quelquefois qu'à l'état de germe, elle peut rester longtemps latente ; mais, dans ce cas, elle peut se manifester tout à coup, si une cause occasionnelle vient à en favoriser le développement. Enfin, mais plus rarement, la maladie épargne les descendants directs au premier degré pour se déclarer dans la seconde ou la troisième génération ; dans ces cas, on pourrait se demander si ce n'est pas une transformation d'autres maladies héréditaires diathésiques.

Les malades que j'ai soignés me fournissent un grand nombre d'exemples de transmission de la maladie par hérédité directe et de son évolution déterminée par des causes occasionnelles chez des individus qui jouissaient antérieurement d'une bonne santé, quoiqu'ils eussent en eux le germe de la maladie.

Voici les plus remarquables.

§ 3.

Observations.

Observation I. — M. et Mme N... jouissent d'une très-bonne santé, sauf quelques accidents goutteux. Ils ont deux fils qui paraissent également bien constitués. Toutefois des germes de phthisie ont existé antérieurement dans la famille. L'un de ces deux fils est étudiant en droit, l'autre est dans le commerce. Tout à coup, l'aîné est atteint de phthisie tuberculeuse ; il passe un hiver à Menton, dès le début de la maladie qui est heureusement arrêtée dans sa marche au point que, se considérant comme guéri, il reprend et continue ses études sans éprouver aucune fatigue. Dans cet intervalle, le plus jeune est saisi d'une bronchite à Londres. Rentré chez lui, on le trouve atteint de phthisie tuberculeuse aiguë et, malgré le changement de climat, il meurt au bout de deux ans.

Le même sort était réservé à l'aîné. Pendant qu'il se rendait auprès de son frère, il est surpris par un refroidissement et meurt, en huit jours, d'une congestion pulmonaire. Dans ces deux cas, évidemment, les parents n'avaient pas transmis aux enfants la maladie, par la raison fort simple qu'ils ne l'avaient pas, mais la transmission du germe tuberculeux est émanée des aïeux. Il a franchi deux générations et il s'est développé instantanément à la suite de causes occasionnelles.

Obs. II. — M. N... est âgé de quarante-sept ans ; il est atteint de phthisie depuis cinq ans. Son père a vécu de longs jours, mais sa mère a succombé fort jeune encore à une maladie de poitrine. C'est cette même maladie qui a emporté sa femme et sa fille aînée, mais chez le malade la phthisie ne s'est manifestée qu'à la suite de la perte de sa femme et de sa fille, et du grand chagrin qu'il en avait éprouvé ; ici l'hérédité venait de la mère.

Le frère de M. N... arrive jusqu'à l'âge de trente-sept ans sans avoir eu un rhume ; il est marié et il a des enfants magnifiques. A l'époque de la guerre de 1870, il est forcé de passer une rivière à cheval, au cœur de l'hiver ; il se refroidit, commence à tousser et une phthisie tuberculeuse l'emporte au bout de deux ans.

Dans ces deux cas, la maladie existait à l'état de germe ; chez l'aîné, elle s'est développée à la suite de la cohabitation, pendant plus de six ans, avec deux phthisiques, sa femme et sa fille, et à la suite de grands chagrins ; chez le plus jeune, le refroidissement a déterminé l'évolution de la maladie.

Obs. III. — Madame N... a perdu son mari de phthisie tuberculeuse, et elle est restée veuve avec trois enfants, un garçon et deux filles. Inquiète et alarmée pour leur santé, elle quitte la Bretagne à l'approche des hivers et vient s'installer dans le Midi. Grâce à la douceur du climat et aux ressources inépuisables d'un amour maternel sans égal, elle espère les arracher à la maladie qui a emporté le père. Ils sont tous les trois d'une constitution délicate et d'un tempérament lymphatique. Il faut à tout prix soigner leur développement, afin qu'à l'époque de la puberté ils n'aient pas à souffrir de l'effort organique propre à cet âge. Tout marchait à souhait et la mère se réjouissait en voyant ses enfants se fortifier et revivre sous la douce température du Midi. Pendant l'été, l'air de la Bretagne donnait de nouvelles forces à ces organisations que nos tièdes hivers entretenaient dans des conditions favorables. Rien n'était plus beau que ce garçon qui se développait d'une manière étonnante, physiquement et moralement. Que de fois sa pensée se reportait aux jours malheureux de la France, à ses récents revers et aux luttes sanglantes de 1870 ! Quelle chaleur de sentiments et quels nobles regrets ! Ah ! s'il avait eu, à cette époque, quelques années de plus, avec quel transport et quel élan patriotique il aurait volé au secours de la patrie ! Son jeune et bouillant courage l'aurait précipité au milieu des dangers de la guerre, car la carrière des armes était son idéal. En 1875 (c'était le huitième hiver que la famille passait à Menton), ce jeune homme eut, à la suite d'un refroidissement, une légère bronchite que l'application de deux vésicatoires fit bientôt disparaître. Sa santé s'étant notablement améliorée, on partit, plus tôt que d'habitude, pour la Bretagne. Dans le courant de l'été, une congestion pulmonaire se déclara chez le jeune homme, suivie d'hémoptysies foudroyantes, et la mort le surprenait avant la fin de l'été. Ainsi donc, dans cette famille, la tuberculose héréditaire, dont le développement semblait avoir été arrêté par les soins et le changement de climat, se manifeste subitement à la suite de causes occasionnelles qui, chez d'autres sujets, auraient été sans effet.

§ 4.

En parlant de la diathèse tuberculeuse et de l'hérédité de cette maladie, on est naturellement porté à l'idée de la contagion. Laissant de côté tout ce qui a été écrit par des sommités médicales, telles que Villemin (1), Colin (2), Chauveau, etc., sur l'inoculation de la matière tuberculeuse et sur sa contagion, je m'appuierai uniquement sur les faits qui se sont passés sous mes yeux; mais je veux tout d'abord rendre hommage à l'opinion d'Andral (3) qui s'exprime ainsi : « Qui pourrait affirmer, avec des preuves suffisantes à l'appui de son opinion, qu'une maladie qui ne saurait jamais être considérée comme purement locale, et qui, à mesure qu'elle avance, présente l'image d'une sorte d'infection de toute l'économie, n'est pas susceptible de se transmettre, dans les cas où des contacts très-approchés et continuels exposent un individu sain à absorber les miasmes qui se dégagent et de la muqueuse pulmonaire, et de la peau des malades ? »

A l'opinion d'Andral, à celles d'Anglada, de Bruchon, Perraud, Bergeret (d'Arbois) (4) et

(1) Villemin, *Études sur la tuberculose*. Paris, 1868.

(2) Colin, *Discussion sur la tuberculose* (*Bull. de l'Académie de médecine*, 1868, t. XXXIII, p. 550).

(3) Andral, Notes au *Traité d'auscultation* de Laënnec, t. II, p. 179.

(4) Bergeret, *La phthisie pulmonaire dans les petites*

Fonssagrives (1), je pourrais ajouter beaucoup d'observations qui me sont fournies par mon expérience personnelle. Je me bornerai cependant à relater les trois observations suivantes dont les deux premières prouvent la transmission de la maladie entre mari et femme, et la dernière, la communication par absorption fréquente des exhalaisons morbides qui se dégagent du sujet malade.

§ 5.

Observations.

Obs. I. — M. N... est un jeune marin, âgé de vingt-cinq ans, chez lequel on n'a jamais remarqué aucun symptôme de maladie de poitrine. Il est cependant le cinquième enfant d'une famille dont le père, ainsi que deux frères aînés, sont morts de phthisie pulmonaire tuberculeuse; mais sobre, toujours sur mer dès l'âge de huit ans, et menant une vie régulière, il se croit complètement à l'abri de la maladie. Il se marie et, pour surcroît de précautions, il épouse une jeune fille d'un pays voisin dont la santé ne laissait rien à désirer. Au bout d'un an de mariage, la phthisie se déclare : les soins les plus assidus et un traitement fait aux Eaux-Bonnes, dès le début de la maladie, ne peuvent arrêter le mal, et il

localités (*Annales d'hygiène*, 1867, 2e série, t. XXVIII, p. 312).

(1) Fonssagrives, *Thérapeutique de la phthisie pulmonaire*. Paris, 1866.

meurt après deux ans de mariage. La jeune femme, jusqu'alors florissante de santé, lui avait prodigué les soins les plus assidus, mais bientôt elle commence à s'étioler, elle tousse légèrement. Elle retourne alors à son pays natal dans l'espoir d'y recouvrer sa santé et ses forces, mais rien n'arrête les progrès de la maladie ; elle succombe dix-huit mois après la mort de son mari.

La mère de la jeune femme, qui n'avait que cette enfant, avait soigné avec une égale sollicitude son gendre et sa fille, et, soit effet de la cohabitation, soit à cause du chagrin qu'elle a éprouvé, elle est atteinte d'une lente maladie de poitrine et meurt deux ans après.

Obs. II. — La femme N... a des parents déjà âgés et jouissant d'une magnifique santé; elle est mariée avec un jeune homme de la montagne de Nice, serrurier de profession, qui n'a jamais été malade et dont la santé est très-bonne.

Cette femme est repasseuse, son atelier se compose de trois pièces où elle vit avec son mari et ses deux enfants qu'elle a nourris. Malgré mes recommandations, elle continue à habiter le même logement qui présente des conditions exagérées de chaleur et d'humidité, les pièces habitées servant en même temps de séchoir. Une bronchite non soignée dégénère en pneumonie chronique et, au bout de deux ans de souffrances, cette jeune femme meurt de consomption. Le mari, jusqu'alors bien portant, est pris à son tour de phthisie et succombe dix-huit mois après. Une nièce de la jeune femme qui, en qualité d'ouvrière, vivait avec eux, partageait leurs repas et les soignait, est atteinte de la même maladie et meurt au bout de deux ans. Enfin, le plus jeune de ses enfants est emporté par la phthisie à l'âge de deux ans.

Les péripéties de ces deux familles, que j'ai connues pendant de longues années et que j'ai pu suivre pas à pas, prouvent jusqu'à l'évidence la transmission de la maladie, non seulement de mari à femme *et vice versâ,* mais aux personnes qui se trouvent en contact fréquent avec le malade.

La troisième observation m'est fournie par une excellente famille française.

Obs. III. — Le père, d'un âge très-avancé, était resté veuf avec quatre enfants : deux garçons, employés à Paris au ministère, une fille mariée, et une, la dernière, à peine âgée de quinze ans. La fille aînée étant devenue veuve subitement, sans enfants, fut plongée dans un chagrin profond. Le père, craignant pour sa santé, l'amena à Menton avec sa sœur cadette qu'elle aimait comme sa propre fille. Cette famille y passa deux hivers, et le climat et les distractions adoucirent peu à peu les chagrins de la jeune veuve. Il était beau de voir ce vieillard à cheveux blancs, entouré des soins de ses enfants et sans cesse égayé par les reparties finement spirituelles de sa fille cadette, dont le caractère enjoué et folâtre savait toujours trouver quelques mots plaisants pour faire sourire le père et la sœur.

La mort du père, arrivée quelques années plus tard, fut une cause de désolation pour les deux sœurs. Quelque temps après, l'un des frères tomba malade à Paris et fut envoyé dans son pays natal. La phthisie tuberculeuse l'avait atteint et, pendant les six mois qu'il vécut dans sa famille, sa sœur cadette, qui était plus rapprochée de lui par l'âge et par une sympathie toute particulière, ne cessa de veiller nuit et jour au chevet de son lit, pour le soigner, le distraire et lui rendre moins pénible la fin d'une vie si courte. Souvent brisée par la fatigue, sentant déjà en elle-même les signes précurseurs de la maladie du frère, elle désirait prendre un peu de repos; mais l'insistance du malade et l'affection l'emportèrent sur l'intérêt de sa propre santé. La mort du frère fut le commencement des souffrances de la sœur qui, vaincue par les progrès effrayants du mal, ne tarda pas à s'aliter. Dans la dernière période de sa maladie, alors qu'elle ne pouvait plus espérer de soulagement, ni des ressources de l'art, ni de la douceur du climat, elle eut l'idée de revenir dans le midi; le souvenir des beaux jours qu'elle y avait passés auprès de son père et de sa sœur aînée, la pensée qu'elle y retrouverait des amies affectionnées, et l'instinct de la conservation d'une vie qui venait à peine d'éclore, lui donnèrent un violent désir de revoir Menton. On l'installa dans la même chambre qu'elle avait habitée quelques années auparavant, et qui lui rappelait les plus heureux jours de sa vie. Elle y mourut, huit jours après, admirant pour la dernière fois la beauté de notre ciel pur et brillant, au milieu des fleurs que ses amies répandaient à profusion sur son lit.

La sœur aînée, qui l'avait toujours aimée comme une mère, fut tellement foudroyée par cette nouvelle perte que, rentrée chez elle, elle mourut de la même maladie quatre mois après.

Voilà donc des observations très-sûres qui prouvent avec la plus grande évidence que la phthisie pulmonaire peut se communiquer par cohabitation de mari à femme et *vice versâ*, et peut passer du malade aux personnes qui, par un long séjour avec lui, sont exposées à subir l'influence de ses émanations.

Pour ne pas fatiguer le lecteur, je me bornerai aux exemples déjà cités.

§ 6.

Siège de la phthisie.

Quoique, sous le rapport de l'étiologie et des lésions pulmonaires, l'influence de l'un ou de l'autre poumon ne soit pas appréciable, j'ai voulu cependant rechercher quel est le poumon où la maladie se manifeste le plus fréquemment, et, d'après mes notes, j'ai pu établir les chiffres suivants :

	Hommes.	Femmes.
Deux poumons	24	16
Poumon droit	44	40
Poumon gauche	26	29
	94	85

Le sexe n'a aucune influence relativement à la fréquence et au développement de la phthisie dans l'un ou dans l'autre poumon ; dans les deux sexes les poumons droits et les poumons gauches sont affectés dans des proportions à peu près égales, mais il faut remarquer que chez l'homme, comme chez la femme, le poumon droit présente deux fois plus de cas que le poumon gauche.

§ 7.

Hémoptysie.

L'hémoptysie est une complication des maladies de poitrine ; elle devrait trouver place dans une autre partie de ce travail, mais, étant presque toujours considérée comme une des causes de la phthisie tuberculeuse, je suivrai l'ordre généralement adopté en faisant connaître la manière dont elle s'est présentée dans les cas que j'ai eu l'occasion d'observer et l'importance qu'elle peut avoir cliniquement.

Dans les stations hivernales du midi, il est si rare de pouvoir étudier les commencements de la phthisie que, lorsque l'hémoptysie se présente, elle est toujours secondaire, c'est-à-dire symptomatique de la tuberculose ou des pneumonies qui ont atteint un degré plus ou moins avancé de ramollissement et de suppuration. Il arrive cependant, quelquefois, qu'on peut surprendre la maladie à son début et alors, si l'hémoptysie se manifeste, on peut juger de son importance clinique. Tout en respectant l'opinion de Laënnec qui, contrairement à la doctrine d'Hoffmann et de Morton, enseigne que l'hémoptysie est liée à la tuberculose et dénote l'existence d'une tuberculisation déjà commencée, respectant également l'opinion de Louis (1), d'Andral et de tous les phthisiologues qui partagent ces idées, je ne puis pas admettre cependant que l'hémoptysie soit exclusivement l'indice ou, pour mieux dire, la preuve de l'existence de la tuberculisation. En effet, d'autres auteurs expriment une opinion contraire à celle de Laënnec et je trouve notamment dans Graves (2) ces remarquables paroles :

« On a dit que les individus dont le poumon est solidifié (par du sang) dans une certaine portion de son étendue sont exposés à la phthisie. Cette condition peut hâter la suppuration des tubercules, lorsque la scrofule existe déjà ; mais

(1) Louis, *Recherches anatomiques, physiologiques et thérapeutiques sur la phthisie*. 2e édition. Paris, 1843.

(2) Graves, *Clinique médicale*.

si la constitution n'est pas contaminée, la consomption qui succède à la solidification du poumon n'est certainement pas de nature tuberculeuse. »

Le professeur Jaccoud, dans ses admirables leçons sur la phthisie, non seulement apporte des preuves à l'appui de l'opinion de Graves, mais il fait l'énumération des cas qui prouvent avec évidence que si les tubercules existent dans les poumons d'un malade qui vient d'être atteint d'hémoptysie, ils peuvent se modifier et se développer de manière à donner lieu à la phthisie, et que si les tubercules n'existent pas, l'hémoptysie laissera le poumon engorgé et produira une pneumonie consécutive avec suppuration, sans donner jamais naissance à une phthisie tuberculeuse. Mes observations personnelles sont entièrement conformes à l'opinion de ces grands maîtres, à laquelle je me rallie pleinement.

Je relaterai seulement les deux faits suivants.

Obs. I. — Louise N... appartient à une famille de marins très-aisés. Elle est âgée de vingt et un ans. Sa mère a été phthisique; son père, toujours souffrant, est mort jeune. Les antécédents de la famille indiquent des cas de scrofules et de phthisie. Les vieux parents, affectionnant beaucoup cette jeune fille, l'ont entourée de soins exceptionnels et ils ont surveillé le mouvement organique de la puberté avec une vigilance extrême. La menstruation, commencée à seize ans, a poursuivi régulièrement son cours jusqu'à l'âge de dix-huit ans. Au mois de juillet 1874, elle est prise instantanément d'une hémoptysie, accompagnée de mouvements fébriles; elle est soignée avec de la digitale; on opère deux saignées, on lui donne des astringents; un léger engorgement du poumon droit a persisté pendant deux mois et a fini par se dissiper entièrement. Les parents, après cet accident, sont dans la plus grande désolation; ils craignent pour les jours de leur petite-fille. Cependant les règles reprennent leur cours et la jeune fille se rétablit complètement. En décembre 1874, nouvelle hémoptysie traitée avec des astringents; en 1875, trois hémoptysies à la distance de quatre mois; en 1876, quatre hémoptysies à trois mois d'intervalle; une légère en janvier 1877, et enfin, une très-abondante au mois de juillet suivant. Toutes ces hémoptysies ont été traitées avec des astringents, excepté la dernière qui a nécessité trois saignées, à cause d'un mouvement fébrile très-prononcé et pour empêcher une congestion pulmonaire.

Voilà les faits; passons à l'analyse. Cette jeune fille est menacée de phthisie tuberculeuse (à cause des antécédents de sa famille), à moins que la maladie ne l'épargne en sautant par-dessus sa génération; elle a eu dans l'espace de trois ans onze hémoptysies qui lui ont fait perdre, en moyenne, plus de 400 grammes de sang chaque fois : elle s'est pourtant rétablie, sans que le mouvement fébrile ait indiqué que, chez elle, l'engorgement pulmonaire déterminé par la stagnation du sang ait donné lieu à la formation de tubercules, ou ait été suivi d'aucun processus pneumonique. Si l'hémoptysie était toujours un symptôme certain de la tuberculose pulmonaire, la maladie, en supposant qu'elle fût à l'état latent, aurait pu ne pas s'aggraver après la première hémoptysie, mais, à coup sûr, elle se serait aggravée dans la suite, puisque cette jeune fille a eu onze hémoptysies en trois ans. Je peux affirmer qu'avant comme après la dernière hémorrhagie, qui fut très-abondante, non seulement la poitrine de cette jeune fille ne présentait aucun signe de tubercules, mais encore que sa respiration était tellement régulière qu'elle pouvait faire des promenades à la campagne sans être nullement fatiguée.

Le cas de cette jeune fille qui ne présentait aucun symptôme de phthisie, quoique ayant eu des parents phthisiques, nous prouve que, chez les femmes surtout, les hémoptysies sont souvent supplémentaires de la menstruation et n'indiquent pas l'existence des tubercules dans le poumon ; et, tout en admettant avec le professeur Jaccoud que l'hémoptysie supplémentaire puisse conduire, elle aussi, à la pneumonie et à la phthisie, il n'est pas rare de voir des femmes qui ont dans leur vie d'effrayantes hémoptysies et qui n'en deviennent pas moins mères d'une nombreuse famille.

Passons à l'autre fait :

Obs. II. — Un marin meurt, après un an de mariage, des suites d'une tuberculose pulmonaire aiguë passée rapidement à l'état de suppuration. Il laisse une veuve qui accouche d'un garçon, un mois après sa mort. Soucieuse de l'état dans lequel était son mari au moment de la génération de l'enfant, préoccupée d'une mort si prompte, elle entoure cet enfant de toute sorte de précautions et de soins, et à force de sacrifices elle parvient à lui donner un état qui lui permet de vivre auprès d'elle sans courir les dangers de la mer. Tous ses soins favorisent le développement physique de l'enfant, qui dépasse la première jeunesse sans avoir eu aucune maladie et paraît jouir d'une santé excellente. A l'âge de trente ans, il est atteint d'une hémoptysie qui se renouvelle, au bout de deux mois, d'une manière assez inquiétante, ayant rendu trois litres de sang dans l'espace de quarante-huit heures ; fils de phthisique, s'il avait eu les germes de la phthisie et si l'hémoptysie était toujours la conséquence de la tuberculose, la maladie, après des hémorrhagies si abondantes, se serait nécessairement aggravée et aurait suivi fatalement son cours.

Or c'est le contraire qui a eu lieu, et l'auscultation n'a révélé aucun symptôme de l'existence des tubercules ou d'un processus pneumonique.

Appuyé sur ces faits dont je puis garantir l'authenticité, et sur d'autres qu'il serait trop long de décrire ici, j'admets que, si l'hémoptysie peut coïncider avec l'existence des tubercules dans le poumon, elle n'en est pas toujours la preuve, et qu'elle peut avoir lieu sans que les tubercules existent.

§ 8.

Après avoir établi le caractère de l'hémoptysie, je passe à l'énumération des cas que j'ai observés sur les malades que j'ai eu l'occasion de soigner. Je dois cependant prévenir qu'en parlant des hémoptysies des phthisiques, je veux seulement indiquer ces hémorrhagies broncho-pulmonaires qui, par leur abondance et leur fréquence, peuvent être considérées comme des complications des maladies de poitrine. Je ne m'arrêterai pas à ces petits crachements de sang qui se présentent si souvent dans le cours d'une phthisie.

Sur 346 malades qui ont passé une saison à Menton, j'ai constaté 61 cas d'hémoptysie, répartis à peu près également dans les deux sexes (hommes 33, femmes 28). Comme fréquence, elle a été nécessairement en rapport avec les différents âges des malades, qui favorisent plus ou moins le développement de la phthisie.

Tableau de la fréquence de l'hémoptysie, en raison de l'âge des malades.

5 ans à	10.	Cas..	0	
10 —	20.	— ..	14	particulièrement après la 15e année et foudroyants.
20 —	30.	— ..	19	dont trois suivis de décès en très-peu de jours.
30 —	40.	— ..	18	dont un suivi de décès après quelques jours.
40 —	50.	— ..	5	tous sans gravité.
50 —	60.	— ..	4	affectant une forme légère.
60 —	80.	— ..	1	à peu près insignifiant.
			61	

Le cas observé dans la période de 60 à 80 ans a cela de remarquable, c'est qu'il s'est présenté chez une dame âgée de 62 ans, qui avait une pneumonie chronique au sommet du poumon gauche, menaçant de passer à l'état de suppuration. On eut des craintes fort sérieuses, car l'hémorrhagie était accompagnée d'un mouvement fébrile très-prononcé, mais l'élément phlogistique ayant cessé, la résolution de la congestion s'opéra, et cette dame, après une saison passée à Menton, a pu, pendant de longues années, continuer à séjourner l'hiver à Paris.

On peut juger de l'influence de l'hémoptysie sur les maladies de poitrine d'après les chiffres suivants : sur 30 cas observés, elle a donné lieu 14 fois à une aggravation ; 11 fois elle est survenue sans produire aucun effet, et 5 fois elle a été suivie de mort au bout de quelques jours. Dans ces derniers cas, elle s'est présentée dans une période très-avancée de la maladie et avec une violence telle que rien n'a pu en arrêter les funestes conséquences. Ces hémoptysies, on doit les attribuer à cette forme de lésion de l'artère pulmonaire que le docteur Waldemar Rosmussen appelle des *anévrymes sacciformes*, pour les distinguer des dilatations légères ou *ectasies simples* et dont il aurait donné, d'après Jaccoud, la description en 1868.

Quant aux cas de phthisie pulmonaire sur lesquels l'hémoptysie n'a exercé aucune influence, ils sont d'autant plus remarquables que non seulement la maladie a suivi régulièrement son cours, mais qu'on a pu obtenir une amélioration assez marquée. Je dois ajouter que, dans deux cas, l'hémoptysie n'a pas empêché la guérison du malade.

Dans les engorgements pulmonaires, je l'ai vue survenir douze fois. Elle a été suivie une fois d'aggravation de la maladie et de mort, cinq fois d'amélioration et six fois de guérison.

Dans les pneumonies passées à suppuration, je l'ai observée six fois avec des alternatives égales d'améliorations, de guérisons et d'aggravations.

CHAPITRE IV

EFFET DU CLIMAT SUR LES MALADES QUI ONT SÉJOURNÉ UN SEUL HIVER A MENTON. — DIVISION DES MALADES EN RAISON DES ALTÉRATIONS PULMONAIRES, DE L'AGE, DU SEXE. — TABLEAUX SYNOPTIQUES. — INFLUENCE DU CLIMAT SUR LES DIFFÉRENTES FORMES DE PHTHISIE. DEUX OBSERVATIONS. — INFLUENCE SUR LES BRONCHITES ET LES LARYNGITES CHRONIQUES. — INFLUENCE SUR LES PROCESSUS PNEUMONIQUES PHTHISIOGÈNES.

§ 1.

Nous avons étudié les différentes maladies de poitrine soignées à Menton, en nous plaçant au point de vue de l'âge, du sexe, de la position sociale, des causes, etc... Il nous reste à examiner un point très-important, je veux parler de l'influence que notre climat exerce sur ces mêmes maladies. Tenant toujours compte de l'âge et procédant par périodes de dix ans, nous indiquerons les améliorations et les guérisons obtenues, ainsi que les cas sur lesquels le climat n'a produit aucun effet ou qui ont été suivis de mort.

Les tableaux synoptiques suivants se rapportent uniquement aux malades qui n'ont passé qu'une saison à Menton. On trouvera plus loin des tableaux semblables relatifs aux malades qui y ont séjourné pendant plusieurs hivers.

En parlant de la fréquence de la phthisie suivant l'âge, j'ai fait remarquer que, très-rare de 5 à 10 ans, elle se manifestait assez souvent de 10 à 20, particulièrement à dater de la quinzième année, et le plus ordinairement de 30 à 40, pour décroître dans les périodes suivantes et disparaître presque complètement dans la vieillesse. Les modifications amenées par le climat dans le cours de la maladie sont en raison directe du nombre de cas et de leur gravité. Ainsi sur 172 hommes atteints de maladies chroniques de la poitrine et soignés à Menton, nous avons 97 cas de phthisie donnant les résultats suivants : améliorations 59, guérison 1, effets nuls 14, décès 23.

Parmi les femmes traitées à Menton, dont le nombre s'élève à 142, la phthisie est représentée par 75 cas dont 39 améliorés, soit presque la moitié, 5 guéris, 15 sans effet notable et 16 suivis de mort. Et si nous réunissons ces chiffres deux à deux, sur 172 phthisiques qui n'ont passé qu'un seul hiver à Menton, nous aurons 98 améliorations, 29 cas où l'effet du climat a été nul, 6 cas de guérison et 39 suivis de mort, soit un peu plus de 20 p. 100. Les résultats obtenus sur cette série de malades sont donc très-satisfaisants, surtout si l'on remarque que plusieurs d'entre eux ne sont venus à Menton que lorsque leur maladie était déjà fort avancée et que le changement de climat pouvait être considéré comme l'*ultima ratio* du traitement.

Il ne sera pas inutile de faire observer, à ce sujet, que beaucoup de malades nous arrivent dans un état d'épuisement tel qu'ils meurent après un court séjour.

Les statistiques que j'ai données sur la mortalité des phthisiques d'après la durée de leur séjour à Menton ont donné les résultats suivants : sur les 39 décès dont nous venons de parler, 7 onteu lieu dans la première quinzaine de l'arrivée des malades, 19 après un ou deux mois de séjour, soit 26 en dehors de l'influence du climat et 13 seulement après les deux mois écoulés et avant la fin de la saison, ce qui ré-

Tableau synoptique des malades de poitrine qui ont passé un seul hiver à Menton depuis 1866.

AGE.	DIAGNOSTIC.	HOMMES.					FEMMES.				
		TOTAL.	AMÉLIORÉS.	GUÉRIS.	EFFETS NULS.	MORTS.	TOTAL.	AMÉLIORÉES.	GUÉRIES.	EFFETS NULS.	MORTES.
5 à 10	Bronchites chroniques	3	3	»	»	»	4	3	1	»	»
10 20	Phthisies pulmonaires tuberculeuses	8	6	»	1	1	16	8	1	3	4
	Bronchites chroniques et laryngites	1	1	»	»	»	2	»	2	»	»
20 30	Phthisies pulmonaires tuberculeuses	35	21	»	2	12	24	12	1	5	6
	Bronchites chroniques et laryngites	11	11	»	»	»	12	6	6	»	»
	Processus pneumoniques phthisiogènes	1	8	6	»	»	11	10	1	»	»
30 40	Phthisies pulmonaires tuberculeuses	32	19	»	7	6	22	11	3	4	4
	Bronchites chroniques et laryngites	17	14	1	2	»	14	12	»	2	»
	Processus pneumoniques phthisiogènes	6	4	2	»	»	4	3	1	»	»
40 50	Phthisies pulmonaires tuberculeuses	43	6	1	4	2	9	5	»	3	1
	Bronchites chroniques et laryngites	6	6	»	»	»	8	5	3	»	»
	Processus pneumoniques phthisiogènes	4	3	1	»	»	5	4	1	»	»
50 60	Phthisies pulmonaires tuberculeuses	7	5	»	»	2	3	2	»	»	1
	Bronchites chroniques et laryngites	7	7	»	»	»	2	2	»	»	»
	Processus pneumoniques phthisiogènes	1	1	»	»	»	1	»	1	»	»
60 80	Phthisies pulmonaires accidentelles	2	2	»	»	»	1	1	»	»	»
	Bronchites chroniques et laryngites	5	2	2	»	1	4	1	2	1	»
	Totaux	172	119	13	16	24	142	85	23	18	16

duit considérablement le chiffre de 20 p. 100 précédemment établi.

Nous avons dit que les cas d'amélioration dépassent la moitié du nombre des malades qui n'ont séjourné qu'un seul hiver à Menton ; nous avons constaté, en outre, 6 guérisons et 29 cas sur lesquels l'action du climat a été nulle.

Ces chiffres ont une grande importance au point de vue pathologique et thérapeutique, parce qu'ils nous donnent le moyen de connaître dans quelle proportion les altérations pulmonaires sont heureusement modifiées par l'action du climat et qu'ils nous permettent, par conséquent, d'en apprécier la valeur curative dans les différentes espèces de phthisie.

§ 2.

Il est difficile de déterminer d'une manière précise à quel moment le climat de Menton peut exercer sur la phthisie une heureuse influence. Il serait tout à fait contraire à l'observation clinique d'avancer qu'un pareil résultat ne doit être espéré que pendant les deux premières périodes. Si la maladie était uniforme dans sa marche, si à chacune de ses phases correspondait invariablement l'une des périodes généralement adoptées par l'usage; si elle se présentait toujours sous la même forme et sous le même aspect symptomatologique, rien, évidemment, ne serait plus facile que d'indiquer pour chaque période les conditions climatologiques nécessaires; mais, quoique identique par sa nature, elle est si souvent variée dans sa forme, par le lieu où elle établit son siège et par son développement plus ou moins rapide, qu'elle présente chez le même sujet des différences dans sa marche et dans les altérations qui affectent même un seul poumon. Tantôt elle suit son cours d'une manière régulière, torpide; tantôt elle a un mouvement très-accéléré; quelquefois elle est accompagnée de fièvre et d'irritabilité nerveuse très-prononcée : d'où il résulte clairement que l'influence du climat est nécessairement subordonnée au tempérament du sujet, aux complications et à la marche de la maladie, et non à une division théorique qui correspond rarement à ses différentes phases.

§ 3.

Menton, par sa position qui ne donne accès qu'aux vents chauds du midi, par la rareté de ses pluies, par son soleil quelquefois brûlant, même en hiver, constitue une station hivernale tonique et souvent très-excitante. Si vous transportez à Menton un malade atteint d'une tuberculose même partielle, aiguë, accompagnée d'un mouvement fébrile très-prononcé et continuel, d'un éréthisme nerveux accentué, vous l'exposerez à un très-grand danger, parce que la circulation exagérée du sang, la surexcitation nerveuse et une trop forte activité fonctionnelle des poumons useront bien vite ses forces et compromettront même sa vie en très-peu de temps ; dans ce cas, le voisinage de la mer serait fatal ; il faut en éloigner le malade, lui choisir une position où l'air sera plus tamisé ou bien un climat moins excitant que celui de Menton. A cette condition, sa santé pourra s'améliorer. Quelquefois l'un des poumons est atteint d'une induration qui en limite les fonctions, tandis que l'autre acquiert, sous l'influence du climat, une activité exagérée et se congestionne. Alors surviennent des hémoptysies et des pneumonies consécutives, et le malade succombe aux conséquences d'une affection qui vient compliquer et aggraver le mal.

§ 4.

La phthisie à marche aiguë et la phthisie galopante, celle qui est accompagnée de tendances aux hémorrhagies actives, devront s'éloigner de Menton sous peine d'aggravation, de complications et de mort.

Celle, au contraire, qui a une forme chronique, torpide, dont le cours est lent, quoique généralisé, peut s'améliorer sans cesse et quelquefois guérir, pourvu que l'organisme soit dans de bonnes conditions et qu'il y ait intégrité des fonctions digestives.

Les cas suivants, observés sur les malades qui ont été confiés à mes soins, serviront d'exemples et de confirmation au principe que je viens d'établir.

Obs. I. — M..., âgé de vingt-cinq ans, clerc de notaire, fils unique et d'un tempérament lymphatique, a passé une enfance pénible et fortement éprouvée par les maladies auxquelles cet âge est exposé. Une croissance trop rapide l'affaiblit beaucoup. Il se remit cependant et, comme il jouissait d'une santé relativement bonne, il s'adonna à l'étude des lois. Son père et sa mère touchaient déjà à la vieillesse, mais ils étaient bien portants. La mère cependant souffrait de rhumatismes musculaires. Un soir, en sortant du café, il fut surpris par une hémoptysie légère qui fut bien soignée et qui disparut bientôt. Deux mois après, en septembre 1872, l'hémoptysie se renouvela plus abondante, et lorsqu'elle s'arrêta, le sommet du poumon gauche présentait les signes d'une congestion limitée. Le médecin, craignant un engorgement tuberculeux, l'envoya à Menton. A son arrivée, au milieu de novembre, l'existence des tubercules n'était plus douteuse ; et, en outre, le poumon gauche était devenu le siége d'une pneumonie lobaire.

Pendant les deux premiers mois, le malade se porta assez bien, mais, dès que le mois de février arriva, l'hémoptysie commença à reparaître à des intervalles de quinze à vingt jours. Chaque hémorrhagie aggravait l'état du malade. La troisième fut abondante et le sang conserva pendant vingt-cinq heures la forme des bronches où il avait été extravasé, reproduisant ainsi un arbre en miniature avec son tronc principal et ses ramifications latérales. A la suite de ces hémorrhagies, je conseillai d'éloigner, au plus tôt, ce jeune homme de Menton, mais des raisons particulières de famille ne permirent son départ qu'au mois d'avril. Rentré chez lui, les hémorrhagies ne tardèrent pas à reparaître et il succomba dans le courant de l'été.

Je suis persuadé que ce malade aurait vécu plus longtemps, s'il avait été placé sous l'influence d'un climat moins excitant que celui de Menton.

Obs. II. — M. Ed... est un jeune homme de dix-huit ans, dont le poumon droit présente une induration très-étendue de nature tuberculeuse. Il fait inutilement une saison aux Eaux-Bonnes, et on l'envoie à Menton l'hiver suivant. Le poumon droit ne respire presque plus ; le gauche est dans de bonnes conditions. Le malade n'étant incommodé que par une toux modérée, sans expectoration, ne faisait usage, sur la recommandation de son médecin de Paris, que d'huile de foie de morue et de toniques. Ayant assisté à une loterie de bienfaisance et séjourné plus de deux heures au soleil, il fut pris instantanément d'une hémoptysie foudroyante qui ne s'arrêta qu'au bout de douze jours pour donner lieu à une pneumonie aiguë du poumon gauche, qui fut suivie de mort, vingt-cinq jours après l'accident. Que faut-il conclure de cet exemple, sinon que l'excitation du climat a été trop forte pour un malade qui respirait d'un seul poumon et que la congestion a été promptement mortelle, parce que la pneumonie avait enlevé tout l'espace libre à la respiration ?

A propos de ce jeune homme dont je viens de raconter brièvement la fin prématurée, je ne puis me dispenser de faire quelques réflexions relatives aux consultations que les malades apportent à leur arrivée dans nos stations hivernales et qu'ils suivent quelquefois d'une manière qui n'est pas conforme à leur état. Plusieurs d'entre eux sont munis d'une relation du médecin traitant très-utile et de l'indication générale des moyens à employer; d'autres croient que les indications qui ont dicté au médecin consulté le régime à suivre doivent toujours se présenter dans le même ordre et que, conséquemment, les médicaments recommandés doivent se succéder dans leur emploi avec la régularité des jours et des nuits; d'autres enfin, ayant consulté, avant de se rendre dans le Midi, quatre ou cinq médecins, veulent concilier des opinions quelquefois contraires avec une persistance désespérante. L'indication du traitement à suivre devrait être faite d'une manière générale, laissant au médecin appelé à soigner le malade la liberté de le modifier suivant les circonstances et les contingences possibles. On épargnerait ainsi des erreurs aux malades et de graves ennuis aux médecins.

Observation. — Mademoiselle Ed... quitte l'Allemagne et vient à Menton pour y soigner une tuberculose affectant le sommet du poumon gauche. L'état de la jeune fille s'aggrave promptement et un grand ramollissement, suivi de cavernes, envahit la partie malade du poumon. Placée assez loin de la mer, dans des conditions hygiéniques excellentes, elle lutte avec énergie contre le mal et, vers la fin de l'hiver, elle obtient un commencement de cicatrisation et bientôt elle est presque rétablie. L'hiver suivant, la maladie se déclare dans le poumon droit : mêmes phases, ramollissement lobaire, cavernes, cicatrisation. Pendant les six ans qu'elle a passés à Menton, cette jeune fille a eu, à trois reprises différentes, les deux poumons tour à tour malades avec des cavernes. Les fonctions nutritives s'étant toujours conservées intactes, elle a pu surmonter les différentes phases de suppuration survenues et reconquérir une santé passablement bonne. Rentrée définitivement chez elle, parce que ses moyens ne lui permettaient pas de prolonger plus longtemps son séjour dans le midi, elle est atteinte, dans le courant de l'hiver, d'une bronchite aiguë qui l'emporte en quelques jours. Dans ce cas, quoique la tuberculose fût arrivée au troisième degré, malgré les ramollissements et les cavernes, la maladie, ayant toujours présenté une forme torpide, avait pu être dominée par les soins et par l'influence du climat.

§ 5.

Après avoir passé en revue les résultats obtenus sur les phthisiques qui n'ont séjourné qu'un seul hiver à Menton, j'indiquerai brièvement les effets constatés sur les malades atteints de bronchites chroniques, de laryngites chroniques et de processus pneumoniques phthisiogènes.

D'après les tableaux synoptiques présentés plus haut, les bronchites et les laryngites chroniques ont donné pour les hommes un total de 50 malades avec 44 améliorations, 3 guérisons, 2 effets nuls et 1 mort; pour les femmes, un total de 46 malades dont 29 améliorations, 14 guérisons et 3 effets nuls : ce qui forme un total définitif de 96 malades, 73 améliorations, 17 guérisons, 5 effets nuls et 1 mort. Un grand nombre de ces maladies, à peu près la moitié, se sont présentées dans la période de 20 à 40 ans. Ces chiffres prouvent, jusqu'à la dernière évidence, que le climat de Menton, par son action tonique, est un modificateur très-puissant de la muqueuse des bronches et du larynx. C'est à cette catégorie de malades qu'il faut recommander d'une manière toute spéciale d'aller habiter dans les quartiers les plus éloignés de la mer, afin d'éviter les brusques transitions de l'atmosphère et se placer dans des conditions hygiéniques favorables à la muqueuse laryngo-bronchiale. Les malades atteints de graves laryngites ulcéreuses, avec aphonie et paralysie des cordes vocales, devront choisir un climat moins excitant que celui de Menton. Ils se trouveront mieux à Pau, à Pise et dans les endroits où l'air est chaud et humide.

La catégorie des processus pneumoniques phthisiogènes, comprise dans les mêmes tableaux, donne pour les hommes 25 malades, 16 améliorations et 9 guérisons ; pour les femmes, 21 malades, 17 améliorations et 4 guérisons, soit un total de 46 malades, 33 améliorations, 13 guérisons et pas un seul décès. Ces maladies ne sont pas liées à une cause diathésique, mais elles résultent d'altérations plus ou moins graves qui peuvent, à la longue, par l'aggravation des symptômes et par l'influence générale qu'elles exercent sur l'organisme, déterminer les conséquences de la phthisie. Mais elles sont loin d'avoir la même gravité que cette maladie et elles peuvent plus facilement, par la tonicité du climat, arriver à l'amélioration et souvent même à la guérison. Dans cette catégorie j'ai placé toutes les pneumonies, les pleuro-pneumonies, les exsudations pleurétiques à forme lente suppurative, qui donnent lieu à un affaiblissement général analogue à celui que produit la phthisie, sans en avoir toutefois l'essence étiologique et diathésique.

Parmi les cas qui ont eu un heureux résultat, celui-ci me paraît digne d'être porté à la connaissance des médecins.

Observation. — Madame la baronne Ed., jeune femme fort belle et fort élégante, mariée depuis quelques années, et mère d'une petite fille de huit ans, habite une ville de province. Pendant l'hiver, elle est de toutes les fêtes, elle prend part à tous les plaisirs de la saison et, pendant l'été, elle ne se refuse pas les émotions de la chasse. Elle est atteinte, à la suite d'un refroidissement, d'une pleuro-pneumonie au côté droit. Malgré un traitement énergique, on n'a pas pu empêcher la formation d'un empyème, conséquence de la double inflammation suppurative du lobe moyen du poumon et de la plèvre; une suffocation était à craindre. La thoracentèse pratiquée en arrière, entre la huitième et la neuvième côte, donna lieu à la sortie d'une grande quantité de sérosité mêlée de pus.

La plaie est maintenue ouverte au moyen d'un tube à drainage pour favoriser l'écoulement du pus. Les conditions s'améliorent un peu, mais le sommet du poumon, venant à s'engorger à son tour, met la malade dans une grave situation. Sa vie est sérieusement menacée par le pus sortant de la plaie thoracique, par la suppuration du sommet du poumon, par une expectoration abondante, la fièvre, les sueurs continuelles. Dans cet état, elle arrive à Menton, à la fin du mois de septembre 1874, accompagnée de son médecin ordinaire. Elle était si faible qu'elle ne pouvait pas faire deux pas dans sa chambre.

En présence d'une maladie si grave et d'un épuisement de forces si complet, la seule ressource était dans l'intégrité des fonctions digestives. Je la soumis à un régime tonique, à la purée de viande crue, à l'huile de foie de morue, aux viandes saignantes, au biphosphate de chaux, à l'arsenic et, au bout d'un mois, j'eus la satisfaction de constater une amélioration notable: la malade pouvait descendre de sa chambre à la table d'hôte. Trois mois après, à la fin d'octobre, elle avait gagné en poids 3 kilogrammes et elle était à même de faire de petites promenades dans les environs de l'hôtel. Tout à coup, au mois de février, une aggravation instantanée se manifeste avec fièvre périodique, toux incessante, crachats puro-sanguinolents; la plaie de la thoracentèse, qui avait continué à suppurer, ne donne presque plus de liquide ; l'oppression recommence. A l'auscultation, je constate un nouvel abcès au sommet du poumon droit. Le danger est imminent ; j'administre de l'ipécacuanha pour faciliter la sortie du pus par les bronches. L'effet de ce médicament n'est pas satisfaisant, mais la malade, dans un effort violent de toux, a éprouvé une douleur très-forte dans le côté, suivie de la sortie d'une grande quantité de pus et d'une vive sensation du passage de l'air à travers la plaie. A ma visite du matin, elle me fit part de l'accident et comme, au lieu d'en être inquiet et soucieux, ainsi qu'elle s'y attendait, j'en manifestais, au contraire, du contentement, elle me demanda l'explication du phénomène. Je lui dis tout naturellement que l'effort de la toux, ayant rompu la cloison qui séparait le dernier abcès de la fistule pleuro-pulmonaire, avait déterminé en elle une opération salutaire. A l'auscultation, on entendait parfaitement l'air passer du sommet du poumon à travers la fistule jusqu'à l'ouverture du dos et, dans les efforts d'inspiration à bouche fermée, on voyait sortir le pus de la plaie par jet ou par saccades, selon la force des mouvements d'inspiration. Profitant de cette circonstance, je fis recueillir, pendant tout le mois de mars, le pus qui sortait de la plaie; je ne l'ai pas évalué à moins de 1500 grammes. A mesure que le poumon se débarrassait de la suppuration, la respiration s'améliorait, la toux devenait moins fréquente, l'expectoration très-faible et le travail de cicatrisation marchait progressivement. Le 15 avril, la malade quittait Menton et, après un mois de séjour à Paris, elle rentrait chez elle. Au commencement de l'hiver suivant, elle m'informait que, sa santé étant bonne, elle ne comptait pas quitter sa famille. Au mois de janvier dernier, elle m'écrivait que sa position se trouvait dans de si bonnes conditions qu'elle pouvait faire tout ce qu'elle faisait auparavant sans éprouver la moindre fatigue et qu'elle avait recouvré non seulement ses anciennes forces, mais encore son ancien embonpoint.

A côté de ce fait qui est très-remarquable par l'étendue de la lésion pulmonaire, la quantité du pus sécrété et la rapidité de la cicatrisation d'une vaste plaie, je pourrais citer beaucoup de malades atteints de pneumonies ou de pleuro-pneumonies suppurées, qui tous ont été guéris en rendant une grande quantité de pus par la bouche ou par des fistules déterminées par la nature; mais pour ne pas trop m'éloigner de mon but, je relaterai seulement les trois cas suivants, dignes d'une mention spéciale.

Obs. I. — Le nommé G., garçon de peine, travaillant dans un moulin à huile, exposé alternativement à de fortes chaleurs et à des refroidissements instantanés, est atteint d'une violente pneumonie au côté droit. Un traitement antiphlogistique énergique en rapport avec la gravité du mal ne peut empêcher la suppuration, et le malade est menacé de mourir suffoqué par une énorme quantité de pus occupant le lobe supérieur du poumon. Après une forte quinte de toux, ayant été pris d'efforts de vomissements, il rend une cuvette de pus. Pendant un mois les crachats purulents se succèdent, mais il se rétablit quoique lentement. Il y a vingt-quatre ans qu'il a repris son métier, sans aucune souffrance, seulement le poumon droit est réduit à la moitié de son volume.

Obs. II. — Thérèse L., d'une santé très florissante, mère de quatre enfants, tombe malade d'une pleuro-pneumonie au côté droit. Elle est reçue à l'hôpital. Les saignées, les sangsues, les vésicatoires employés dès les premiers jours de la maladie ne peuvent pas empêcher une double collection de pus dans le poumon et dans la plèvre. Son état devient très alarmant, et pendant deux mois la fièvre de suppuration met en danger son existence. Heureusement un abcès se forme sous le sein droit et une ouverture pratiquée donne lieu à la sortie d'une quantité énorme de pus, qui permet au poumon et à la plèvre de se vider complètement. Des soins assidus lui sont prodigués ; une bonne nourriture et l'air de la campagne la remettent au point que, devenue enceinte deux ans après, elle accouche d'un garçon bien portant qu'elle nourrit pendant seize mois. Depuis six ans sa santé est excellente.

Obs. III. — Pierre B., de Sainte-Agnès, soldat, vient en congé définitif pour la fête de son pays, 21 janvier, juste à point pour danser deux jours et attraper une pleuro-pneumonie au côté droit, qui, malgré tous les soins possibles, passe à suppuration. Le malade pendant trois mois est en danger de mort. Un abcès se forme près du sternum, entre la deuxième et la troisième côte; l'ouverture donne lieu à la sortie d'une grande quantité de pus très fétide. Il se remet cependant et il guérit. Depuis dix-huit ans il est marié, père d'une nombreuse famille, et assez bien portant.

Enfin, il me serait facile de relater un grand nombre de cas d'épanchements pleurétiques, séreux ou séro-purulents, guéris par absorption sans intervention de l'art. Cette prompte résolution est due, en grande partie, à l'effet du climat tonique et uniforme de Menton, car elle se constate, non seulement chez les étrangers qui sont entourés de soins minutieux et qui se placent dans des conditions hygiéniques exceptionnelles, mais encore à l'hôpital, parmi les habitants de la ville et dans la classe pauvre.

CHAPITRE V

EFFET DU CLIMAT SUR LES MALADES QUI ONT SÉJOURNÉ PLUSIEURS HIVERS A MENTON. — TABLEAUX SYNOPTIQUES. — EFFET DU CLIMAT SUR LES MALADIES DES DIFFÉRENTS SYSTÈMES. — TABLEAUX SYNOPTIQUES EN RAISON DE L'AGE ET DU SEXE. UNE OBSERVATION. — THÉRAPEUTIQUE DE LA PHTHISIE. — HYGIÈNE. — ALIMENTATION. — IMPORTANCE DE LA VIANDE CRUE. UNE OBSERVATION.

§ 1.

Nous avons indiqué les résultats obtenus, sous l'influence du climat, sur les personnes atteintes de maladies chroniques de poitrine, qui n'ont passé qu'un seul hiver à Menton. Il nous reste à faire connaître les effets du climat sur les malades qui y ont prolongé leur séjour pendant plusieurs hivers.

TABLEAU :

Tableau synoptique des malades chroniques qui ont prolongé leur séjour à Menton, de deux à vingt ans.

NOMBRE D'ANNÉES de séjour.	DIAGNOSTIC.	HOMMES.				FEMMES.			
		TOTAL.	AMÉLIORÉS.	GUÉRIS.	MORTS.	TOTAL.	AMÉLIORÉES.	GUÉRIES.	MORTES.
2	Phthisies tuberculeuses, 2e et 3e périodes	7	4	1	2	10	2	1	7
	Bronchites chroniques et laryngites	3	3	»	»	5	3	2	»
	Anémies	2	2	»	»	2	1	1	»
	Phthisies caséeuses	»	»	»	»	3	»	3	»
	Asthme	1	1	»	»	»	»	»	»
	Angina pectoris	»	»	»	»	1	1	»	»
	Goutte	1	1	»	»	»	»	»	»
	Cystites goutteuses	»	»	»	»	2	2	»	»
	Rhumatisme musculaire	»	»	»	»	1	»	1	»
	Albuminurie	1	»	1	»	»	»	»	»
	Lymphatisme et scrofules glandulaires	»	»	»	»	1	»	1	»
3	Phthisies tuberculeuses, 3e période	2	2	»	»	»	»	»	»
	Phthisies caséeuses	»	»	»	»	2	1	1	»
	Bronchites chroniques et laryngites	4	4	»	»	2	1	1	»
4	Phthisies tuberculeuses, 2e et 3e périodes	5	2	2	1	1	»	1	»
	Bronchites chroniques et laryngites	2	2	»	»	»	»	»	»
5	Phthisies tuberculeuses, 3e période	1	»	1	»	»	»	»	»
	Bronchites chroniques et laryngites	1	1	»	»	»	»	»	»
6	Bronchites chroniques, asthme albumineux	1	»	»	1	1	»	1	»
7	Phthisie tuberculeuse, 3e période (cavernes)	»	»	»	»	1	»	1	»
	Asthme sec	»	»	»	»	2	»	2	»
8	Phthisies tuberculeuses, 2e période	2	»	1	1	»	»	»	»
	Bronchites chroniques	»	»	»	»	2	»	2	»
11	Méningite tuberculeuse	»	»	»	»	1	»	1	»
	Myélite	»	»	»	»	1	»	1	»
14	Phthisie tuberculeuse, 3e période	»	»	»	»	»	»	»	»
	Formation d'une vaste caverne (poumon droit)	1	»	1	»	»	»	»	»
15	Phthisies tuberculeuses	»	»	»	»	1	»	1	»
20	Bronchites chroniques	»	»	»	»	2	»	2	»
	Totaux	34	22	7	5	41	11	23	7

Les deux tableaux qui précèdent donnent un total de 36 phthisies tuberculeuses dont 11 améliorations, 14 guérisons et 11 morts. Si on considère que toutes ces phthisies étaient très-graves et à la deuxième ou troisième période, c'est-à-dire presque toutes accompagnées de cavernes plus ou moins étendues, on devra admettre que les résultats obtenus ont été très-satisfaisants pour le nombre des guérisons comme pour celui des améliorations. Les cas de mort, qui sont au nombre de 11, se rapportent presque tous (9) à des malades très-sérieusement atteints, qui n'ont séjourné que deux hivers à Menton et dont la mort n'est arrivée qu'après leur départ et à la suite des graves altérations pulmonaires qui s'étaient formées dans le cours de la maladie. Dans ces cas, l'influence du climat ne pouvait avoir aucune action curative. Toutefois, elle a servi à retarder le ramollissement pulmonaire et à prolonger la vie du malade.

Le nombre des guérisons et des améliorations augmente et le chiffre de la mortalité diminue en proportion de la prolongation de séjour. Ainsi, à partir de la troisième année de séjour jusqu'à la quinzième, nous avons 16 phthisies qui se répartissent de la manière suivante : 9 guérisons, 5 améliorations et 2 morts dont une ne doit pas être attribuée au progrès du mal, mais à une bronchite aiguë survenue à la suite d'un refroidissement.

Parmi ces cas de phthisie, on remarque 5 cas de phthisie caséeuse très-graves dont 4 ont été suivis de guérison, après trois ou quatre ans de séjour, et un d'amélioration.

Les bronchites et les laryngites chroniques ont donné un total de 23 malades des deux sexes avec 14 améliorations, 8 guérisons et un décès. Dans tous ces cas, la chronicité de la maladie était tout à fait caractérisée et le climat ne pouvait avoir sur eux qu'une influence limitée. Nous voyons, en effet, que le nombre des améliorations dépasse de près de la moitié celui des guérisons.

La mortalité dans ces deux maladies est presque nulle. Je n'ai eu qu'une mort à enregistrer, et encore était-ce un sujet de quarante-neuf ans, atteint de bronchite chronique, d'asthme et de rhumatisme, qui avait amélioré sensiblement sa santé dans les trois premières années passées à Menton. La quatrième année, il eut la vélléité de séjourner à Monaco, petite ville exposée à tous les vents. De là, aggravation de la maladie. Au commencement du cinquième hiver, il revint à Menton dans un état déplorable, atteint d'albuminurie qui fut suivie d'ascite et de mort.

Les maladies propres aux altérations spécifiques des différents systèmes ou qui proviennent d'un affaiblissement organique sont heureusement modifiées par notre climat. Elles ont donné les résultats suivants : 8 améliorations et 8 guérisons sur 16 malades. Parmi ces 8 cas de guérison, il y en a eu 2 très-remarquables, une méningite et une myélite tuberculeuse chroniques.

Les affections chroniques de poitrine ne sont pas les seules qui attirent les malades à Menton. Son climat tonique et reconstituant produit un effet salutaire sur une foule d'autres maladies, telles que les maladies de l'axe cérébro-spinal, depuis l'affaiblissement nerveux jusqu'aux altérations organiques profondes. Je pourrais citer bon nombre de cas de myélites et de paralysies guéries complètement. Il est d'une efficacité surprenante sur les affections rhumatismales et goutteuses et surtout sur les maladies diathésiques, telles que la scrofule et le lymphatisme. Enfin, il modifie d'une manière notable les altérations de la crase du sang, occasionnées par une disproportion des globules rouges avec prédominance des leucocytes, l'anémie, la chlorose, les dérangements des fonctions du foie, de la rate et des organes urinaires.

J'ai réuni dans des tableaux synoptiques les maladies les plus fréquentes des différents systèmes : j'ai indiqué l'âge des malades en les divisant par périodes de 10 ans.

Tableau synoptique des maladies des différents systèmes suivant l'âge des malades.

AGE.	DIAGNOSTIC.	HOMMES.				FEMMES.			
		TOTAL.	AMÉLIORÉS.	GUÉRIS.	MORTS.	TOTAL.	AMÉLIORÉES.	GUÉRIES.	MORTES.
5 à 10	Asthme sec compliqué de bronchite	1	1	»	»	»	»	»	»
	Anémie	»	»	»	»	1	1	»	»
10 20	Anémies	2	1	1	»	»	»	»	1
	Lymphatisme, scrofules glandulaires	3	1	2	»	2	»	2	»
	Méningites chroniques tuberculeuses	»	»	»	»	2	»	1	»
	Affaiblissement du système nerveux	1	1	»	»	»	»	»	»
	Névralgie cardiaque	»	»	»	»	1	»	1	»
	Chorée	1	»	1	»	»	»	»	»
20 30	Myélites chroniques	2	»	2	»	1	»	1	»
	Scrofules glandulaires	1	»	1	»	2	»	2	»
30 40	Anémies	2	»	2	»	»	»	»	»
	Asthme	»	»	»	»	1	»	»	»
	Méningite tuberculeuse aiguë	1	»	»	1	»	1	»	»
	Rhumatisme musculaire chronique	»	»	»	»	1	»	»	»
	Paralysie *a frigore*	1	»	1	»	»	»	»	»
	Lymphatisme, scrofules	»	»	»	»	2	1	1	»
	Albuminuries	2	1	1	»	»	1	»	»
40 50	Ascite compliquée d'emphysème pulmonaire	1	»	1	»	»	»	»	»
	Hémiplégie	»	»	»	»	1	»	1	»
	Sciatique chronique	»	»	»	»	1	»	1	»
	Cystite goutteuse	1	1	»	»	»	»	»	»
50 60	Cystite goutteuse	1	1	»	»	»	»	1	»
	Affaiblissement du système nerveux périphérique	»	»	»	»	1	»	»	»
	Paralysie	»	»	»	»	1	1	»	»
60 80	Goutte	1	1	»	»	»	»	»	»
	Asthme sec	1	1	»	»	»	»	»	»
	Asthme compliqué de bronchite chronique	»	»	»	»	1»	»	1	»
	Hypocondrie	2	2	»	»		»	»	»
	Totaux	24	11	12	1	18	5	12	1

Toutes ces maladies chroniques forment pour les deux sexes un total de 42 malades, subdivisés en 16 améliorations, 24 guérisons et 2 morts. La marche de ces maladies est régulière : elle n'a rien qui mérite d'être particulièrement décrit. Il y a eu cependant, parmi les hommes, un cas d'ascite, indiqué dans la période de 40 à 50 ans, qui est remarquable par sa gravité, ses complications et par les résultats obtenus. J'en ferai l'objet d'une description spéciale.

Obs. — T. B., d'origine grecque, mais naturalisé russe, habitait Moscou où il occupait des postes élevés. Marié, sans enfants, il a eu une jeunesse maladive ; d'un tempérament hépatique, il a toujours eu à lutter dans ses maladies contre la prédominance du système hépatique. De là, des diarrhées et des jaunisses fréquentes et une irritabilité spéciale agissant sur son caractère. C'était, au reste, l'homme le plus charitable qu'on pût imaginer ! il se faisait un plaisir d'obliger tous ceux qui avaient recours à ses lumières ou à son influence.

Souffrant depuis longtemps d'une bronchite chronique, il ne voulut jamais se décider au repos. Un jour, en rentrant chez lui, après une longue séance administrative, pendant laquelle il avait été obligé de parler durant plusieurs heures, il fut pris d'accès de suffocation tellement forts que les médecins qui le soignaient se trouvèrent dans la nécessité de pratiquer la trachéotomie. A la suite de cette opération, la bronchite s'aggrava, puis un emphysème, de nouveaux accès de suffocation très-fréquents, un dépérissement très-marqué, une ascite et une anasarque générale vinrent compliquer le mal.

Les médecins, désespérant de le guérir, l'envoyèrent dans le Midi. Il fit le voyage très-lentement, s'arrêta un mois à Vevey où il faillit mourir de suffocation et arriva enfin à Menton à la fin du mois de septembre 1875.

Le malade était âgé de 49 ans, mais il paraissait en avoir 80, tant la maladie l'avait vieilli. Sa figure était bouffie et d'un jaune noir ; ses yeux hagards et immobiles ; il ne pouvait parler qu'en appuyant le pouce sur l'ouverture de la canule trachéale. Il avait une dyspnée continuelle, alternée avec des accès de suffocation pendant lesquels il devenait hideusement congestionné ; ces accès de suffocation faisaient place à une excitation cérébrale terrible ; point d'appétit ; diarrhée très-fréquente, le ventre et les jambes distendus par une telle quantité de sérosité que le corps avait pris des proportions monstrueuses. Il lui était impossible de s'étendre dans un lit et de dormir, tant il redoutait les accès de suffocation qui le prenaient à chaque changement de position. Il sommeillait assis dans une voiture mécanique qu'on faisait tourner avec rapidité et continuellement, nuit et jour, dans son salon ou dans sa chambre à coucher. Dans ces conditions, il n'y avait d'autre pronostic à porter que la mort à bref délai. Au milieu de toutes ces misères, le malade manifestait de plus en plus son attachement à la vie. J'essayai de prolonger son existence. Je commençai par pratiquer des mouchetures sur les jambes et les cuisses. La quantité de sérosité qui sortit de ce corps usé fut telle qu'au bout de quinze jours il était devenu d'une maigreur étonnante. Je le soumis en même temps à l'usage de la viande crue ; il en prenait d'abord 50 grammes par jour, puis, augmentant successivement la dose, il en prit jusqu'à 350 et 500 grammes.

Les accès de suffocation étaient combattus avec des calmants et des antispasmodiques et la bronchite avec des expectorants pour aider le mouvement des crachats dans la canule trachéale. Au bout d'un mois de ce traitement, le malade n'avait plus d'accès de suffocation; il avait pu quitter sa voiture et dormir un peu dans le lit; l'ascite et l'anasarque n'avaient plus reparu. Trois mois après, il se promenait dans son jardin, sur la promenade du Midi, chaussant d'anciennes bottines, habillé comme tout le monde et n'ayant plus que sa bronchite emphysémateuse et quelques dérangements gastriques provenant plutôt d'écart dans l'alimentation que de l'état du tube intestinal. M. B., pendant son séjour à Menton, qui a été de sept mois et demi, n'a jamais cessé de prendre journellement 300 grammes de viande crue, consommant ainsi plus de 67 kilogrammes de viande sans avoir jamais donné le moindre symptôme de ténia. Au mois de juin, il partit pour l'Allemagne où il faillit mourir de suffocation en voulant se débarrasser de la canule trachéale. Il se remit bientôt et, au lieu de revenir à Menton, il voulut essayer du climat de Nice. Peu de temps après, la bronchite subit une aggravation, l'emphysème augmenta et la mort le surprit brusquement, au milieu d'accès de suffocation renouvelés.

Cet exemple prouve l'action tonique du climat de Menton et l'action non moins puissante de la viande crue. Je me propose, en parlant du traitement des maladies chroniques de la poitrine, de relater un certain nombre d'exemples qui prouveront, de la manière la plus évidente, l'efficacité de ce genre d'alimentation.

§ 2.

Thérapeutique de la phthisie et des maladies chroniques de la poitrine.

Je n'ai pas l'intention de passer en revue les médicaments qui ont une action curative dans la phthisie et dans les maladies chroniques de poitrine qui en affectent la forme et la gravité, parce que ces indications se trouvent dans tous les ouvrages classiques et qu'elles m'éloigneraient trop du but que je me suis proposé. Et d'ailleurs, pourrais-je dire quelque chose qui n'ait pas encore été dit ou indiquer des spécifiques ou un traitement nouveau? Non sans doute : l'observation clinique et le bon sens s'y opposeraient également.

Je veux rester dans le rôle de médecin observateur et consciencieux avant tout. J'indiquerai seulement les moyens qui m'ont paru concourir le plus efficacement, avec l'aide du climat, à l'amélioration et, quelquefois, à la guérison de la phthisie pulmonaire.

Cette maladie essentiellement diathésique,

lorsqu'elle est arrivée à son dernier point de développement, à la suppuration, à la destruction du parenchyme pulmonaire, à l'intoxication purulente de l'organisme, trouve rarement dans l'art ou dans le climat quelque chose de plus qu'un palliatif, je veux dire un moyen de prolonger la vie ; mais lorsque cet état de dissolution organique n'est pas encore arrivé à ses dernières limites, lorsque les lésions pulmonaires sont encore restreintes au point que l'hématose et les fonctions de l'assimilation organique se font d'une manière assez régulière, alors la thérapeutique peut jouer un grand rôle; le climat, comme condition hygiénique, peut être d'un grand secours et l'alimentation un précieux auxiliaire.

Voilà les trois moyens auxquels il faut principalement recourir dans le traitement de la phthisie. Il n'est pas possible d'indiquer un traitement spécial, parce que la médecine ne possède pas de spécifiques ; mais il est possible, en général, d'adopter un traitement reconstituant qui se modifiera selon les complications de la maladie et les exigences cliniques. Parmi les reconstituants, je considère comme les plus puissants l'huile de foie de morue, les préparations iodées, ferrugineuses, le quinquina, sous les différentes formes qu'on peut l'administrer, les préparations de chaux et ses heureuses combinaisons avec les acides phosphoriques et chlorhydriques et les préparations arsenicales. On ne doit pas non plus passer sous silence l'action de certaines eaux minérales, telles que les Eaux-Bonnes, Cauterets, Mont-Dore, Allevard. Voilà les médicaments sur lesquels peut réellement compter le médecin ; tous les autres, et il y en a une foule, on doit les employer tour à tour, mais ils ne seront administrés que pour traiter les symptômes qui indiquent des complications de la maladie.

Dans ces derniers temps, deux médicaments ont eu une vogue exceptionnelle, donnant à tous les malades l'espoir d'une guérison prompte et presque miraculeuse : Le *sylphium cyrenaïcum* et les préparations phéniquées.

L'introduction du sylphium dans le traitement de la phthisie est due au docteur Laval. On l'administre, soit en granules de différentes doses, soit en teinture et dans toutes les périodes de la maladie. J'ai dû en surveiller l'administration pour satisfaire au désir des malades et des parents : je n'en ai jamais obtenu un résultat favorable et j'ai toujours constaté que les malades se plaignaient d'une grande sécheresse de la gorge, qui les dégoûtait du médicament ; souvent l'action astringente était tellement énergique que l'expectoration s'arrêtait, et il y avait alors dyspnée et aggravation.

L'introduction de la créosote et des préparations phéniquées, soit en capsules, soit unies à l'huile de foie de morue ou au sirop, est encore plus récente. Cette médication, malgré ses grandes promesses, a besoin d'être étudiée. Dans une pneumonie caséeuse, le sirop phéniqué de Vial m'a donné de bons résultats.

Le climat fournit le moyen de favoriser l'hématose et, pour atteindre ce but, il faut choisir celui qui est le plus en rapport, par ses qualités, avec la forme de la maladie, avec ses phases et avec les complications qui l'accompagnent.

§ 3.

Hygiène, alimentation, importance de la viande crue.

L'alimentation, en dehors de toutes les combinaisons culinaires plus ou moins raffinées, nous donne le lait pur, chloruré ou sodé ; le kimus qui peut être d'un grand secours ; la viande qu'on peut employer cuite sous différentes formes, en bouillon préparé au bain-marie, en jus pressé et finalement à l'état cru, en boulettes, râpée ou passée au tamis et mangée sous forme de purée ou délayée dans du bouillon.

J'indique ces différentes manières de préparation, parce que j'ai remarqué que la variété dans la forme de l'administration de la viande crue est d'un grand secours pour l'alimentation des malades et la reconstitution de leurs forces. Je ne néglige jamais d'user de ce moyen, lorsque les forces du malade me le permettent. J'en ai toujours obtenu des effets surprenants. J'ai relaté l'histoire de ce personnage russe qui a mangé, en moyenne, pendant sept mois et demi, 300 grammes de viande crue par jour. Je pourrais citer des malades qui sont arrivés à en prendre 700 grammes par jour, mais pendant quelque temps seulement, et lorsqu'il fallait rétablir les forces à tout prix, comme dans le cas suivant.

Obs. — M. le comte L., atteint de phthisie tuberculeuse avec caverne très-étendue au sommet du poumon droit et de laryngite ulcéreuse, était arrivé à un tel point d'émaciation et de dégoût qu'il ne pouvait plus supporter aucune nourriture. Sa vie était si sérieusement compromise que, de l'avis même des médecins, elle ne pouvait se prolonger au delà de quinze jours. Néanmoins, il réussit à vaincre la répugnance que lui inspirait la viande crue ; il se décida à en faire usage et, pendant un mois et demi, il en prit 500 grammes par jour ; pendant une semaine, il arriva à une dose de 700 grammes. Par ce moyen, il prolongea son existence de deux ans, ayant toujours la précaution de prendre 250 grammes de viande crue par jour, lorsqu'il s'apercevait que ses forces diminuaient.

Depuis trois ans que j'ai adopté l'usage de la viande crue comme alimentation supplémentaire, je l'ai administrée à cent malades que je pourrais désigner, sans avoir jamais eu à constater un cas de ténia, excepté, l'hiver dernier, chez une dame qui, dans le courant de l'année 1876 et avant de venir à Menton, avait déjà fait usage de la viande crue pendant trois mois. Le ténia qu'elle rendit au mois d'avril mesurait neuf mètres de longueur.

Comme j'ai attentivement suivi les discussions de l'Académie de médecine sur l'usage de la viande crue et le danger de la fréquence du ténia sur les malades qui en font usage, j'ai voulu donner le chiffre exact des personnes auxquelles je l'ai administrée pour apporter une nouvelle preuve en faveur de ce genre d'alimentation. Le docteur Fuster, de Montpellier, se servait de viande crue accompagnée de potions alcoolisées à différents degrés ; je l'ai administrée souvent de cette manière, mais généralement après l'avoir fait bien piler, passer au tamis et délayer dans un bol de bouillon pris avant le repas et accompagné d'un verre de vin de Porto, de Madère, de Marsala ou de Bordeaux, selon le goût du malade.

CONCLUSIONS

Arrivé au terme de mon travail, je vais indiquer brièvement les conclusions qu'on peut tirer de l'énumération des maladies que j'ai passées en revue et de l'action curative du climat.

Les phthisies tuberculeuses se sont élevées au chiffre de 208 ; il y a eu 20 guérisons, 109 améliorations, 29 effets nuls et 50 morts. En raison de la fréquence relative des diverses formes qu'elles affectent, on peut les classer ainsi qu'il suit :

	TOTAUX.	GUÉRISONS.	AMÉLIORATIONS.	EFFETS NULS.	MORTS.
Phthisies galopantes ou à forme très-aiguë, sans ressources...	26	0	0	0	26
Phthisies aiguës sans complications.....................	24	0	6	12	6
Phthisies subaiguës sans complications	50	3	37	7	3
Phthisies caséeuses...........	5	4	1	0	0
Phthisies chroniques avec ou sans complications...............	103	13	65	10	15
Totaux........	208	20	109	29	50

Si nous considérons en général ces chiffres, la mortalité est un peu moins de 25 pour 100 ;

mais si nous retranchons de ces 50 décès 7 malades qui ont succombé quelques jours après leur arrivée et 19 qui sont morts dans les deux premiers mois de leur séjour, soit un total de 26 cas de mort, les 24 restants nous donneront le vrai chiffre de la mortalité en rapport avec les diverses phases de la maladie et l'influence du climat. Ainsi, la mortalité peut être évaluée approximativement à 12 pour 100, les améliorations à la moitié des cas, les effets nuls à 15 pour 100 et les guérisons à 10 pour 100.

Les bronchites chroniques et les laryngites de même nature s'élèvent à 119, réparties ainsi qu'il suit : améliorations 87, guérisons 25, effets nuls 5, et morts 2. Dans ces maladies, les améliorations représentent plus des deux tiers et les guérisons presque le cinquième.

Les processus pneumoniques phthisiogène ont donné un total de 46 cas, divisés en 33 améliorations, soit plus des deux tiers, et 13 guérisons ou un peu moins du tiers.

Les maladies des différents organes ont été au nombre de 42 dont 16 améliorations, 24 guérisons et 2 morts.

Dans la phthisie, la plupart des cas de mortalité

ont été observés chez les individus qui ne sont venus à Menton que lorsque leur maladie était déjà arrivée à un degré très-avancé et qu'elle avait pris ces formes à marche suppurative, entretenues par une fièvre périodique ou continuelle et avec un tel désordre des fonctions digestives que la nutrition ne pouvait plus venir en aide à la médecine et au climat. La maladie, arrivée à ce degré de développement, prend promptement un caractère congestif et se complique souvent d'hémoptysies foudroyantes.

L'influence du climat est très-efficace sur les phthisies à forme torpide, alors même qu'elles seraient déjà arrivées à une période avancée. Il est essentiel de faire remarquer les heureux effets obtenus par la prolongation du séjour. Et pour cela, il me suffira de dire que les cas de guérison sur la totalité des phthisiques qui ont séjourné pendant de longues années à Menton ont été dans la proportion de 14 sur 36, tandis que parmi ceux qui n'y ont passé qu'un hiver, nous n'avons constaté que 6 cas de guérison sur 172 malades. Les phthisies caséeuses ont donné des résultats encore meilleurs : sur 5 cas, il y a eu quatre guérisons et une amélioration.

Les processus pneumoniques phthisiogènes n'ont pas été moins heureusement modifiés par l'action du climat ; sur 46 malades, il y a eu 13 guérisons.

Enfin, le climat a également exercé une influence marquée sur les bronchites et les laryngites chroniques, ainsi que nous l'avons indiqué plus haut.

Des résultats si exceptionnellement favorables nous conduisent à formuler les propositions suivantes :

1° La phthisie qui est arrivée à la troisième période ou de consomption, dans laquelle l'abondance de la suppuration pulmonaire a amené une vraie intoxication purulente ou une altération profonde des fonctions digestives, qui empêche toute sorte de nutrition, n'est plus susceptible d'être modifiée par le climat. Dans ce cas, les fatigues du voyage ne font que hâter la fin du malade, qui meurt loin de sa famille dont les soins affectueux auraient pu adoucir l'amertume des derniers jours ;

2° Le climat de Menton est funeste aux phthisies galopantes. Il précipite la marche des phthisies à forme essentiellement aiguë, accompagnées de fièvre continuelle, d'une chaleur dépassant 39 degrés centigrades, d'une excitation nerveuse toute particulière. Pour ces phthisies, ainsi que pour ces processus pneumoniques phthisiogènes qui sont accompagnés de fièvre continuelle, conséquence d'un travail aigu de suppuration, les médecins, avant d'envoyer leurs malades à Menton, devront laisser passer l'état aigu, sous peine d'enlever tout espoir de guérison. Je fais la même réserve à l'égard des phthisies subaiguës, si elles sont sous l'influence de fièvres continuelles. Cependant les maladies qui affectent cette forme éprouvent assez souvent de l'amélioration, pourvu que les malades se placent dans les quartiers les plus éloignés du bord de la mer ;

3° Le choix du climat pour les phthisies à forme congestive doit être fait avec le plus grand discernement ; il est très important de préciser dans quels cas sa tonicité est compatible avec les crachements de sang et dans quels cas elle est nuisible. On sait, par exemple, que les congestions partielles qui ont lieu dans le parenchyme pulmonaire, à chaque évolution tuberculeuse, produisent très-souvent des hémorrhagies, des crachements de sang qui, étant liés à la marche de la maladie, n'ont rien d'extraordinaire. Les malades qui se trouvent dans cette situation peuvent séjourner à Menton, pourvu qu'ils se soumettent à une hygiène très-rigoureuse et qu'ils évitent de s'exposer aux refroidissements. Il en est de même des malades qui sont atteints d'hémorrhagies secondaires, dépendantes d'une ulcération pulmonaire et d'un travail caverneux; mais dans ces cas où l'engorgement hémorrhagique pulmonaire forme, pour ainsi dire, la période initiale de la phthisie, donnant lieu à des hémorrhagies souvent répétées, quelquefois très-graves, sans qu'il y ait une lésion organique d'une forme assez accentuée, dans tous ces cas, dis-je, il faudra éviter avec soin les climats excitants, si on ne veut pas favoriser le mouvement congestionnaire et hâter la mort;

4° Nous avons dit que le climat de Menton était d'une efficacité remarquable pour toutes les phthisies torpides. Je dois pourtant faire observer que dans ces sortes de maladies, comme dans les précédentes, il est nécessaire de s'éloigner ou de se rapprocher des bords de la mer, suivant les circonstances. Ainsi, lorsque l'évolution tuberculeuse se répétera à des intervalles rapprochés, il faudra prendre garde aux variations atmosphériques trop brusques qui amènent des excitations nuisibles et, dans ce cas, on donnera la préférence aux quartiers éloignés de la mer. Dans le cas, au contraire, où l'élément scrofuleux dominera, plus le malade sera placé sous l'influence de l'eau de la mer pulvérisée par les vents et répandue dans l'atmosphère, plus il éprouvera de bien-être, à cause de l'excitation directe qu'en ressentira l'organisme;

5° Les phthisies caséeuses se trouvent à Menton dans des conditions véritables de guérison, pourvu que la période de la marche aiguë ait cessé. La tonicité du climat, sur cette espèce de phthisie, a une action essentiellement résolutive et cicatrisante. J'en ai depuis longtemps constaté les effets salutaires, non-seulement parmi mes clients de la colonie étrangère, mais encore chez les malades de l'hôpital ;

6° Les processus pneumoniques phthisiogènes ne sont pas à Menton dans des conditions de guérison moins favorables que les phthisies caséeuses, lorsque, comme dans celles-ci, les symptômes aigus ont complètement disparu. Il en est de même des pleurésies qui ont donné lieu à des épanchements séreux ou séro-purulents, l'absorption de ces liquides se faisant assez rapidement sous l'influence de notre climat. Dans ces maladies, le degré d'acuité n'est pas beaucoup à redouter. J'ai vu guérir des épanchements considérables, survenus à la suite de pleurésies très-graves, et cela par absorption, moyennant un traitement dérivatif énergique et sans aucune ponction.

Nous avons eu également l'occasion de constater plus d'une fois les plus heureux effets du climat sur ces phthisies qui dérivent de l'herpétisme et dont le docteur Pidoux a fort bien indiqué la filiation (1) ;

7° Les bronchites et les laryngites chroniques ne se modifient pas moins heureusement sous l'influence tonique du climat de Menton. Comme les phthisies, ces maladies passent par différentes phases plus ou moins aiguës. Le degré de développement de la maladie devra guider le médecin dans le choix du quartier et de la position

(1) Pidoux, *Études générales et pratiques sur la phthisie*, p. 165.

qui seront le plus appropriés à l'état de son malade. L'exposition qui conviendrait à tel malade, atteint d'une simple bronchite chronique, ne pourrait certainement pas convenir à tel autre qui souffrirait d'une laryngite ulcéreuse ou compliquée d'aphonie et de paralysie des cordes vocales. Toutes ces maladies, enfin, qui amènent un affaiblissement général, qu'elles soient entretenues par une cause diathésique ou organique, subiront, sous l'influence du climat tonique de Menton, d'heureuses modifications qui auront souvent pour résultat final la guérison du malade ;

8° Il nous reste à examiner un point très-important, je veux parler de la durée du séjour que les malades devraient faire dans le Midi et de l'époque à laquelle leur déplacement devrait avoir lieu.

Les statistiques que j'ai présentées, et qui résument les effets différents du climat selon la durée du séjour dans le midi, m'autorisent à dire que ce séjour doit se prolonger le plus longtemps possible. Il faut que le malade qui se décide à quitter sa famille et son pays pour venir demander au climat du midi la guérison d'une phthisie, soit bien convaincu qu'on ne saurait obtenir un pareil résultat dans quelques mois. L'entretenir dans cet espoir, ce serait trahir sa bonne foi et l'exposer à un prompt découragement. Pour ma part, je dirai franchement et sans détours que je n'ai jamais vu guérir une phthisie après quelques mois de séjour dans une ville de saison, tandis que j'ai vu souvent se modifier et guérir des cas très-graves, compliqués de cavernes très-étendues, au prix de grands sacrifices de patience et de temps.

Quant à l'époque du déplacement, elle est nettement indiquée par la nature de la maladie et les bons effets qu'on obtient quand le mal est pris à son début. J'ai à peine besoin de dire que le déplacement doit suivre de près la manifestation de la maladie. Généralement, les malades et leurs parents se font également illusion. On serait tenté de croire qu'ils veulent se tromper eux-mêmes et sur la nature du mal et sur les conséquences graves qu'il peut avoir. Je n'ai presque jamais vu un phthisique qui ne m'ait assuré que sa maladie n'était qu'un rhume négligé. Ainsi, se berçant dans cette illusion, les malades ne peuvent se décider à quitter leurs affaires, leurs familles et leurs relations pour aller se soumettre à un régime dans une ville de saison. En attendant, ils se soignent mal ; ils négligent les précautions les plus indispensables pour arrêter les progrès de la maladie et ne consentent enfin à se déplacer que lorsqu'elle est tellement avancée que l'issue en devient douteuse. Si cette conviction pouvait entrer dans l'esprit des malades, la guérison de la phthisie serait beaucoup plus fréquente.

Le changement de climat doit être considéré comme le plus puissant des remèdes pour la guérison de la phthisie et non comme l'*ultima ratio* du traitement.

Nous voilà arrivé au terme de notre étude. C'est l'œuvre d'une longue observation. Je l'ai entreprise dans l'intérêt de l'humanité ; ce sera aussi un hommage rendu au climat de Menton. Si ce modeste travail laisse beaucoup à désirer, il témoignera du moins de mon amour pour la science médicale. Je serais heureux, si le temps et les circonstances me permettaient de recueillir de nouvelles observations et de donner à mes études une forme plus complète et plus en harmonie avec les progrès de la médecine.

TABLE DES MATIÈRES

CHAPITRE PREMIER

CHAPITRE II

CHAPITRE III

CHAPITRE IV

CHAPITRE V

6089-78. — CORBEIL. TYP. DE CRÉTÉ.

sur les soins à donner aux personnes empoisonnées, quand la nature du toxique est inconnue, ce qui arrive souvent. Il a fait connaître les symptômes caractéristiques des diverses sortes d'empoisonnements, les moyens les plus propres à les combattre.

2° Les *asphyxies*. Dans le chapitre consacré à l'asphyxie par l'eau, il a reproduit les conseils d'un nageur émérite, concernant la manière dont on doit s'y prendre pour opérer le sauvetage d'un noyé.

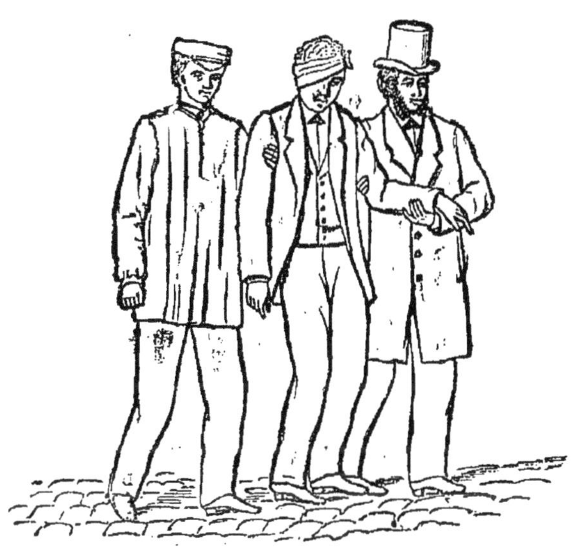

Fig. 3. — Transport du blessé.

3° Les *accidents de la rue, de l'usine, de l'atelier*, comprenant les plaies, brûlures, fractures, luxations, morsures, etc.

4° Les *maladies à invasion subite*, comme l'épilepsie, l'apoplexie, le choléra.

Pour la facilité des recherches, l'auteur a mis à la fin du livre une table analytique, et 86 figures intercalées dans le texte représentent, soit des plantes vénéneuses, soit les différentes poses dans lesquelles se tient la personne atteinte extérieurement, soit enfin les modes employés pour lui venir en aide.

Il suffit d'annoncer un pareil traité pour en faire connaître le mérite et la nécessité de l'avoir à la maison. Il s'adresse aux *chefs d'usines* ayant sous leurs ordres un nombreux personnel; aux *prêtres* et aux *religieuses* toujours prêts aux œuvres de charité; enfin aux *gens du monde* en villégiature auxquels ont si souvent recours les populations du voisinage.

Aussi je conseille à tous vos lecteurs de se le procurer. Mais en revanche, malgré cette pressante invitation, je fais les vœux les plus fervents pour qu'il ne puisse jamais leur servir.

Correspondance autographique.

HYGIÈNE DES GENS DU MONDE

Par Al. DONNÉ

Docteur en médecine, recteur honoraire d'académie
Inspecteur général honoraire des Écoles de médecine
Officier de la Légion d'honneur, etc.

Je fais plus de cas de la santé que de la vie.

DEUXIÈME ÉDITION, ENTIÈREMENT REFONDUE

1 vol. in-18 jésus, 418 pages................ 3 fr. 50

Table des matières. — A mon éditeur. — Hygiène des âges. — Hygiène des saisons. — Exercice et voyages de santé. — Eaux minérales. — Bains de mer. — Hydrothérapie. — La fièvre. — Hygiène de la peau. — Hygiène des poumons. — Hygiène des dents. — Hygiène de l'estomac. — Hygiène des fumeurs. — Hygiène des oreilles. — Hygiène des yeux. — Hygiène des femmes nerveuses. — La toilette et la mode.

Chargé pendant tant d'années d'initier les personnes du monde aux découvertes et aux progrès des sciences, j'ai essayé de traduire en langue vulgaire les principes de la médecine propres à servir de code aux hommes de loisir et d'intelligence pour diriger leur santé. Il était temps de faire un livre d'hygiène pour les classes aisées de la société, pour celles qui ont le loisir de songer aux infirmités à venir, au soulagement des indispositions présentes.

Entreprendre de populariser les vrais principes et les saines doctrines de l'hygiène, de donner sous forme d'axiomes ou de récits les préceptes les plus sûrs pour diriger la santé et pour éviter les maladies, appeler l'attention sur ce qui est négligé, sinon ignoré, de beaucoup de personnes en fait d'hygiène, sur des points mal interprétés ou sur des ressources naturelles dont on ne tire pas un assez grand parti, c'est exprimer la quintessence de la science médicale pour la mettre à la disposition du public.

Ce n'est pas une collection de recettes que je donne ici, c'est le résumé le plus clair et le plus pratique de l'expérience et de l'observation, en médecine et en hygiène.

(Extrait de la *Préface de l'auteur.*)

BEAUNIS. **Physiologie humaine,** comprenant les principes de la physiologie comparée et de la physiologie générale. 1 vol. in-8, avec 300 figures, cartonné.......................... 14 fr.

BEAUNIS ET BOUCHARD. **Anatomie et dissection.** 1 vol. in-18 de 450 pages.......................... 4 fr. 50

BÉCLU. **Manuel de l'herboriste.** 1 vol. in-18..... 2 fr. 50

BERGERET. **Les Passions,** dangers et inconvénients pour les individus, la famille et la société, hygiène morale et sociale, par L.-F.-L. BERGERET, médecin en chef de l'hôpital d'Arbois. 1 volume in-18 jésus de 340 pages.................... 2 fr. 50

— **Des fraudes dans l'accomplissement des fonctions génératrices,** causes, dangers et inconvénients pour les individus, la famille et la société, remèdes. *Cinquième édition.* 1 vol. in-18 jésus.......................... 2 fr. 50

TABLE DES MATIÈRES. — Causes qui produisent les fraudes : affaiblissement des idées religieuses, accroissement de l'aisance générale, influence des doctrines malthusiennes, prétendus inconvénients des grossesses nombreuses. — Dangers et inconvénients des fraudes pour la femme et pour l'homme : fraudes directes (accidents locaux chez la femme, accidents locaux chez l'homme, accidents généraux communs aux deux sexes), fraudes indirectes. — Dangers et inconvénients des fraudes pour la famille : débauche et jalousie du mari, démoralisation de la femme, dégénérescence des enfants, extinction de la famille. — Dangers et inconvénients des fraudes pour la société : démoralisation, arrêt dans l'accroissement de la population. — Moyens capables de prévenir ou d'atténuer les inconvénients des fraudes : loi civile et loi économique, loi religieuse, loi d'hygiène ou morale de l'intérêt personnel.

— **De l'abus des boissons alcooliques,** dangers et inconvénients pour les individus, la famille et la société. Moyens de modérer les ravages de l'ivrognerie. 1 vol. in-18 jésus....... 3 fr.

BERNARD. **La Science expérimentale,** par CLAUDE BERNARD, membre de l'Académie des sciences et de l'Académie française. professeur au Collège de France et au Muséum. 2e *édition.* 1 vol. in-18 jésus.......................... 4 fr.

TABLE DES MATIÈRES. — Des progrès dans les sciences physiologiques. — Les problèmes de la physiologie générale. — Définition de la vie, les théories anciennes et la science moderne. La chaleur animale. — La sensibilité dans

---

le règne animal et dans le règne végétal. — Études physiologiques sur quelques poisons américains : le curare. — Étude sur la physiologie du cœur. — Fonctions du cerveau. — Discours de réception à l'Académie française. — Discours d'ouverture de la séance publique des cinq Académies.

BOUCHUT (E.). **Hygiène de la première enfance.** 7e *édition*, in-18, avec 49 figures........................ 4 fr.

— **La Vie et ses attributs.** 2e *édition.* 1 vol. in-18 jésus........................ 4 fr. 50

BOUDET (Félix). **Mouvement de la population** en France, in-8........................ 50 c.

BOURGEOIS (L.-X.). **Les Passions dans leurs rapports avec la santé et les maladies.** 4e *édition.* 1 vol. in-18 jésus. 2 fr.

— **Influence des maladies de la femme** pendant la grossesse sur la santé de l'enfant, in-4........................ 3 fr. 50

BRAUN, BROUWERS et DOCX. **Gymnastique scolaire.** 1 vol. in-8........................ 3 fr. 50

BRESCHET. **L'œuf** dans l'espèce humaine et dans quelques-unes des principales familles des animaux. 1 vol. in-4, avec 6 planches........................ 5 fr.

BRUCKE. **Des couleurs** au point de vue physique, physiologique, artistique et industriel. 1 vol. in-18 jésus, avec 46 figures. 4 fr.

CARRIÈRE. **Le Climat de l'Italie** et des stations du midi de l'Europe. *Deuxième édition.* 1 vol. in-8........................ 9 fr.

CHAILLY. **Art des accouchements.** 6e *édition.* 1 vol. in-8 avec 282 figures........................ 10 fr.

CHAUFFARD. **Mortalité des nourrissons,** in-8... 1 fr. 25

CHURCHILL (Fleetwood). **Maladies des femmes.** 2e *édition.* 1 vol. grand in-8 avec 291 figures........................ 18 fr.

CORLIEU (A.). **Aide-mémoire de médecine, de chirurgie et d'accouchements,** vade-mecum du praticien. 3e *édition.* 1 vol. in-18 jésus, avec 418 figures ; cart........................ 6 fr.

CROS. **Dépopulation en France.** Causes, remèdes au mal, in-8........................ 1 fr. 25

DALTON. **Physiologie et hygiène des écoles, des collèges et des familles,** 1 vol. in-18 jésus, avec 68 figures. 4 fr.

DAVID. **De la grossesse** au point de vue de son influence sur la constitution de la femme. 1 vol. in-8........................ 2 fr. 50

DELENS. **Vices de conformation de l'hymen,** in-8, avec 1 pl........................ 1 fr.

Dictionnaire de médecine, de chirurgie, de pharmacie, de l'art vétérinaire et des sciences qui s'y rapportent. 14e *édition.* 1 beau vol. gr. in-8 de XIV-1836 pages à deux colonnes avec 550 figures, broché........................ 20 fr.

— Le même, en demi-reliure maroquin, plats en toile..... 24 fr.

— Le même, en demi-reliure maroquin à nerfs, plats en toile, tranches peigne........................ 25 fr.

DIDAY. **Nouvelles Doctrines sur la syphilis.** 1 vol. in-18 jésus.. 4 fr.

DONNÉ (AL.). **Conseils aux mères** sur la manière d'élever les enfants nouveau-nés. 5ᵉ *édition*. 1 vol. in-18 jésus....... 3 fr.

DUCHENNE (DE BOULOGNE). **Mécanisme de la physionomie humaine**, ou analyse de l'expression des passions. 2ᵉ *édition*. 1 vol. in-8 avec 144 figures photographiées............ 20 fr.

DUMESNIL. **Industrie des nourrices et mortalité des nourrissons**, in-8.. 2 fr.

FAU. **Anatomie artistique** élémentaire du corps humain. 5ᵉ *édition*. 1 vol. in-8, avec 17 planches, figures noires...... 4 fr.

— Le même, figures coloriées........................ 10 fr.

FERRAND, **Aide-mémoire de pharmacie**, vade-mecum du pharmacien à l'officine et au laboratoire. 1 vol. in-18 jésus de XII-688 pages, avec 184 figures; cart........................ 6 fr.

FEUCHTERSLEBEN. **Hygiène de l'âme.** 3ᵉ *édition*. 1 volume in-18 jésus.. 2 fr. 50

FONSSAGRIVES. **Hygiène alimentaire.** 2ᵉ *édit*. 1 vol. in-8. 9 fr.

— **Hygiène et assainissement des villes.** 1 vol. in-8. 8 fr.

FOURNIER. **Onanisme.** 1 vol. in-18 jésus............ 1 fr. 50

FREGIER (A.). **Classes dangereuses de la population dans les grandes villes**, moyens de les rendre meilleures. 2 vol. in-8.. 14 fr.

GALOPEAU. **Manuel de pédicure**, ou l'art de soigner les pieds. 1 vol. in-18, avec 29 figures........................ 2 fr.

GAUTIER. **Sophistication des vins**, coloration artificielle et mouillage, moyens pratiques de reconnaître la fraude. 1 vol. in-18 jésus.. 2 fr.

GIGOT SUARD. **Des climats**, sous le rapport hygiénique et médical, guide pratique dans les régions du globe les plus propices à la guérison des maladies chroniques. 1 vol. in-18 jésus, avec 1 pl. col.. 5 fr.

GOURRIER. **Lois de la génération.** 1 vol. in-18 jésus. 2 fr.

GROS. **Mémoires d'un Estomac.** 2ᵉ *édition*. 1 vol. in-18 jésus.. 2 fr.

GUILLAUME. **Hygiène des écoles**, conditions architecturales et économiques. In-8, avec 27 figures................ 2 fr.

GYOUX. **Éducation de l'enfant.** 1 vol. in-18 jésus.... 3 fr.

HAHNEMANN. **Exposition de la doctrine médicale homœopathique**, ou Organon de l'art de guérir, 5ᵉ *édition*. 1 vol. in-8, avec le portrait de S. Hahnemann.......... 8 fr.

HÉRING. **Médecine homœopathique domestique.** 6ᵉ *édition*. 1 vol. in-18 jésus, avec figures; cartonné.......... 7 fr.

HERPIN. **Enfants trouvés**, in-8........................ 1 fr.

HOFFMANN (ACH.). **L'Homœopathie exposée aux gens du monde.** 1 vol. in-18 jésus........................ 1 fr. 25

HUFELAND. **L'Art de prolonger la vie ou la macrobiotique.** 1 vol. in-18 jésus.................................. 1 fr. 50
HUSSON. **Mortalité des jeunes enfants**, in-8........ 1 fr.
JAHR. **Nouveau Manuel de médecine homœopathique.** 8e *édition*. 4 vol. in-18 jésus........................ 18 fr.
JEANNEL. **De la prostitution dans les grandes villes au XIXe siècle.** 2e *édition*. 1 vol. in-18 jésus, avec fig. 5 fr.
JOLLY. **Le Tabac et l'Absinthe.** 1 vol. in-18 jésus... 2 fr.
— **Hygiène morale.** 1 vol. in-18 jésus, 300 pages...... 2 fr.
LALLEMAND. **Pertes séminales.** 3 vol. in-8........... 25 fr.
LAYET. **Hygiène des professions et des industries.** 1 vol. in-18 Jésus.. 5 fr.
LE BLOND et BOUVIER. **Manuel de gymnastique médicale,** comprenant les exercices du corps et leurs applications au développement des forces, à la conservation de la santé et au traitement des maladies. 1 vol. in-18 jésus avec 80 figures. 5 fr.
LELUT. **Du démon de Socrate.** *Nouv. édit.* 1 v. in-18 jésus. 3 fr.
— **L'Amulette de Pascal,** pour servir à l'histoire des hallucinations. 1 vol. in-8.................................... 6 fr.
LEROY (Alph.). **Médecine maternelle,** ou l'Art d'élever et de conserver les enfants. 2e *édition*. 1 vol. in-8......... 6 fr.
LÉVY (Michel). **Hygiène publique et privée.** 6e *édition*. 2 vol. gr. in-8, avec figures.............................. 20 fr.
MAGET. **La Prostitution au Japon,** in-8.......... 50 c.
MAGNE. **Hygiène de la vue.** 4e *édition*. 1 vol. in-18 jésus, avec figures... 3 fr.
MARCHAL (de Calvi). **Vices de conformation des parties génitales.** In-8, avec 1 pl............................ 1 fr. 25
MAYER. **Conseils aux femmes sur l'âge de retour.** 1 vol. in-18 jésus... 3 fr.
— **Rapports conjugaux**, 5e *édition*. 1 vol. in-18 jésus. 3 fr.
MENVILLE. **Histoire philosophique et médicale de la femme.** 2e *édition*. 3 vol. in-8......................... 10 fr.
MONIN. **Le Cœur et l'Esprit,** ou la Gymnastique de l'âme, 1 vol. in-18 jésus.. 1 fr. 50
MOQUIN-TANDON. **Botanique médicale.** 3e *édition*. 1 vol. in-18 jésus avec 128 figures................................ 6 fr.
MOTARD (A.). **Hygiène générale.** 2 vol. in-8, avec figures. 16 fr.
NÆGELÉ (H.-F.) et GRENSER. **Art des accouchements.** 1 vol. in-8, avec 1 pl. et 207 figures.......................... 12 fr.
ORIARD (T.). **L'Homœopathie mise à la portée de tout le monde.** 3e *édition*. 1 vol. in-18 jésus................. 4 fr.
PARENT-DUCHATELET. **De la prostitution dans la ville de Paris.** 3e *édition*. 2 vol. in-8, avec cartes et tableaux. 18 fr.
PEISSE. **La Médecine et les Médecins,** philosophie, doctrines, institutions critiques, mœurs et biographies médicales. 2 vol. in-18 jésus...................................... 7 fr.
PENARD (Louis). **Attentats aux mœurs,** in-8...... 2 fr. 50
PENARD (Lucien). **Guide de l'accoucheur et de la sage-femme.** 5e *édition*. 1 vol. in-18, avec 166 figures....... 5 fr.

PERRUSSEL. **Cours élémentaire d'hygiène.** 1 vol. in-18 jésus, cart.. 1 fr. 25

PIESSE. **Odeurs, parfums et cosmétiques.** 2e *édition.* 1 vol. in-18 jésus avec 86 figures........................ 7 fr.

PROST-LACUZON. **Formulaire pathogénétique usuel,** ou Guide homœopathique pour traiter soi-même les maladies. 5e *édition.* 1 vol. in-18 jésus de 583 pages, avec figures........ 6 fr.

RÉVEIL. **Cosmétiques.** In-8........................... 1 fr. 50

RÉVEILLÉ-PARISE. **Traité de la vieillesse.** 1 vol. in-8. 7 fr.

— **Guide des goutteux et des rhumatisants.** *Nouvelle édition*, par le docteur CARRIÈRE. 1 vol. in-18 jésus..... 3 fr. 50

— **L'Homme dans l'état de santé et de maladie.** 2e *édition.* 2 vol. in-8.. 15 fr.

RIDER. **Equitation**, in-8.............................. 1 fr. 50

RICHARD. **Histoire de la génération** chez l'homme et chez la femme, par le Dr DAVID RICHARD. 1 vol. in-8 de 350 pages, avec 8 pl. gravées en taille-douce et tirées en couleur. Cart. 12 fr.

RICORD. **Lettres sur la syphilis.** 3e *édit.* 1 v. in-18 jésus. 4 fr.

ROUBAUD. **Impuissance et Stérilité.** 3e *édition.* 1 vol. in-8.. 8 fr.

ROYER COLLARD. **Des tempéraments** considérés dans leurs rapports avec la santé. in-4............................. 2 fr.

SAINT-VINCENT. **Nouvelle Médecine des familles** à la ville et à la campagne, à l'usage des familles, des maisons d'éducation, des écoles communales, des curés, des sœurs hospitalières, des dames de charité et de toutes les personnes bienfaisantes qui se dévouent au soulagement des malades, par le Dr A.-C. de SAINT-VINCENT. 4e *édition.* 1 vol. in-18 jésus, avec 134 fig. Cart.. 3 fr. 50

Ouvrage approuvé par NN. SS. les archevêques et évêques d'Albi, de Bourges, de Toulouse et d'Arras.

SALVERTE. **Sciences occultes**, la magie, les prodiges et les miracles. 3e *édition*, 1 vol. in-8 avec portrait......... 7 fr. 50

TARDIEU (A.). **Attentats aux mœurs.** 7e *édition.* 1 vol. in-8, avec 5 planches.. 5 fr.

— **Avortement.** 3e *édition.* 1 vol. in-8.................. 4 fr.

— **Blessures, et Blessures par imprudence.** 1 vol. in-8.

— **Empoisonnement.** 2e *édition.* 1 vol. in-8 avec 53 figures et 2 planches.. 14 fr.

— **Folie.** 1 vol. in-8, avec quinze fac-simile d'écritures d'aliénés.. 7 fr.

— **Identité** dans ses rapports avec les vices de conformation des organes sexuels. 1 vol. in-8............................ 3 fr.

— **Infanticide.** 1 vol. in-8, avec 3 planches coloriées... 6 fr.

— **Maladies produites accidentellement** ou involontairement, par négligence, imprudence, ou transmission contagieuse. 1 vol. in-8.................................... 4 fr.

TERME ET MOUFALCON, **Enfants trouvés.** 1 vol. in-8.. 3 fr.

THOMAS (DE TROISVEVRES), **Physiologie des tempéraments.** 1 vol. in-8.. 1 fr.

TOULMOUCHE. **Infanticide et grossesse** cachée ou simulée. 1 vol. in-8.. 3 fr.

6935-73. — CORBEIL, typ. et stér. CRÉTÉ

BIBLIOTHÈQUE DU PHARMACIEN

PREMIERS SECOURS
AUX
EMPOISONNÉS, AUX NOYÉS, AUX ASPHYXIÉS
AUX BLESSÉS EN CAS D'ACCIDENT
ET AUX MALADES EN CAS D'INDISPOSITION SUBITE

PAR E. FERRAND

Pharmacien, membre de la Commission d'hygiène et de salubrité du premier arrondissement de Paris.

1 vol. in-18 jésus de x-288 pag., avec 86 fig. 3 fr.

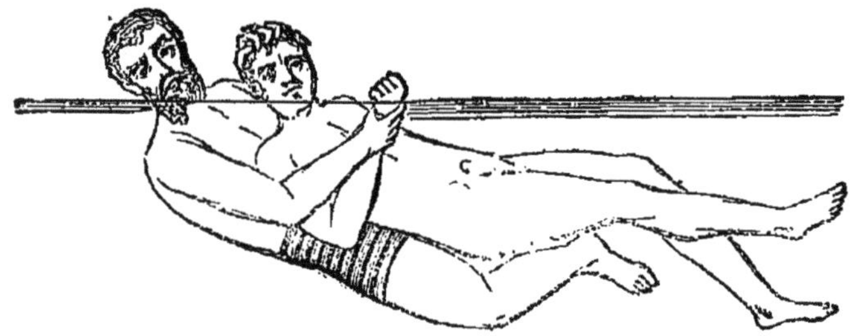

Fig. 1. — Sauvetage d'un noyé.

Ce livre est divisé en quatre parties :

1° Les *empoisonnements*, qui sont traités avec beaucoup de détails. L'auteur a cru devoir s'étendre particulièrement sur les soins à donner aux personnes empoisonnées, quand la nature du toxique est inconnue, ce qui arrive souvent. Il a fait connaître les symptômes caractéristiques des diverses sortes d'empoisonnements, les moyens les plus propres à les combattre.

2° Les *asphyxies*. Dans le chapitre consacré à l'asphyxie par l'eau, il a reproduit les conseils d'un nageur émérite, concernant la manière dont on doit s'y prendre pour opérer le sauvetage d'un noyé.

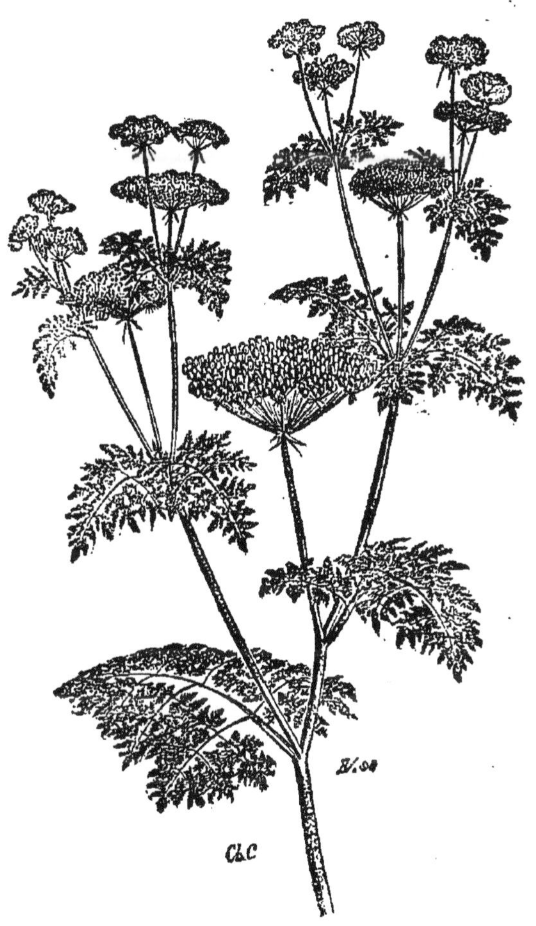

Fig. 2. — La ciguë.

3° Les *accidents de la rue, de l'usine, de l'atelier*, comprenant les plaies, brûlures, fractures, luxations, morsures, etc.

4° Les *maladies à invasion subite*, comme l'épilepsie, l'apoplexie, le choléra, et ce livre est écrit à la fois comme un aide-mémoire pour les *Médecins*, et aussi à l'intention des personnes qui, par position ou par dévouement, prennent la direction des premiers secours.

Il s'adresse surtout aux *Pharmaciens*, si souvent consultés pour un empoisonnement ou requis de panser un blessé. En effet, dès qu'un accident arrive, la personne à qui l'on s'adresse tout d'abord, pour demander les *premiers secours*, c'est le pharmacien, dont l'officine se révèle à tous, dont le dévouement est toujours prêt, dont la compétence est assurée et qui a sous la main les objets nécessaires pour une assistance rapide.

ANDOUARD. **Nouveaux Éléments de pharmacie**, par A. Andouard, professeur à l'École de médecine de Nantes. 1 vol. in-8 de 880 pages avec 120 figures.................... 14 fr.

ANGLADA. **Tableaux toxicologiques**, pour servir à la recherche analytique des poisons, 1 feuille in-folio....... 1 fr.

Annuaire pharmaceutique, exposé analytique des travaux de pharmacie, physique, histoire naturelle pharmaceutique, hygiène, toxicologie et pharmacie légale. Fondé par O. Reveil et L. Parisel, continué par Mehu, pharmacien en chef de l'hôpital Necker, 1863-1874, 11 vol. in-18 jésus de chacun 400 pages avec figures...................................... 16 fr. 50

BEALE. **De l'urine**, des dépôts urinaires et des calculs, de leur composition, de leurs caractères, etc. 1 vol. in-18 jésus, de 580 pag. avec 163 fig................................ 7 fr.

BECLU. **Nouveau Manuel de l'herboriste**, ou Traité des propriétés médecinales des plantes exotiques et indigènes du Commerce, suivi d'un Dictionnaire pathologique, thérapeutique et pharmacologique. 1 vol. in-18, xiv-256 p. avec 55 fig. 2 fr. 50

BENOIT. **Traité élémentaire et pratique des manipulations chimiques**, et de l'emploi du chalumeau, suivi d'un Dictionnaire descriptif des produits de l'industrie susceptibles d'être analysés. 1 vol. in-8°.............................. 3 fr.

BERAL. **Tableau de nomenclature et de classification pharmaceutiques**, 2 tableaux, in-fol.............. 1 fr.

BRIAND et CHAUDÉ. **Manuel complet de médecine légale**, ou Résumé des meilleurs ouvrages publiés jusqu'à ce jour sur cette matière et des jugements et arrêts les plus récents par J. Briand, docteur en médecine, et E. Chaudé, docteur en droit, et contenant un *Traité élémentaire de chimie légale* par J. Bouis, professeur de toxicologie à l'École de pharmacie, *dixième édition*. 2 vol. gr. in-8, 1200 p. avec 3 pl. et 37 figures.... 24 fr.

BUIGNET. **Manipulations de physique**. Cours de travaux pratiques, professé à l'École de pharmacie de Paris, par Henri Buignet, professeur de physique à l'École supérieure de pharmacie de Paris, membre de l'Académie de médecine. 1 vol. gr. in-8 de 800 pages, avec 268 figures et 1 pl. coloriée. — Cartonné.. 16 fr.

CAUVET. **Nouveaux Éléments d'histoire naturelle médicale**, comprenant des notions générales sur la minéralogie, la zoologie et la botanique, l'histoire et les propriétés des animaux et des végétaux utiles ou nuisibles à l'homme, soit par eux-mêmes, soit par leurs produits, par le Dr CAUVET, professeur à la Faculté de médecine de Lyon. 2e *édition*, 2 vol. in-18° jésus avec 820 fig.. 12 fr.

Codex medicamentarius, Pharmacopée française, rédigée par ordre du gouvernement. 1 fort vol. gr. in-8. Cartonné.. 9 fr. 50

Franco par la poste.. 12 fr.

Le même, interfolié de papier réglé et solidement relié en demi-maroquin.. 16 fr. 50

Les pharmaciens se conformeront, pour les préparations et compositions qu'ils devront exécuter et tenir dans leurs officines, aux formules insérées et décrites dans le *Codex* (loi contenant l'organisation des Ecoles de pharmacie, 21 germinal an XI, art. 32). — Vu les articles 32 et 38 de la loi du 21 germinal an XI, le nouveau *Codex medicamentarius, Pharmacopée française*, édition de 1866, sera et demeurera obligatoire, pour les pharmaciens, à partir du 1er janvier 1867 (décret du 5 décembre 1866).

DELEFOSSE. **Procédés pratiques pour l'analyse des urines**, des dépôts et des calculs urinaires, par le docteur E. DELEFOSSE, professeur particulier des maladies des voies urinaires et d'urologie. 2e *édition*. 1 vol. in-18 jésus, 200 pages, avec 18 pl. comprenant 72 figures.. 2 fr. 50

Dictionnaire de médecine, de chirurgie, de pharmacie, de l'art vétérinaire et des sciences qui s'y rapportent. 14e *édition*, entièrement refondue par E. LITTRÉ, membre de l'Institut, et Ch. ROBIN, membre de l'Académie des sciences. 1 vol. gr. in-8° de 1,850 pages à 2 colonnes, avec 550 fig.. 20 fr.

LE MÊME relié.. 24 »

Dictionnaire universel de matière médicale et de thérapeutique générale, contenant l'indication, la description et l'emploi de tous les médicaments connus dans les diverses parties du globe, par F.-V. MÉRAT et A.-J. DELENS, membres de l'Académie de médecine. 7 vol. in-8°.. 36 fr.

ENGEL. **Nouveaux Éléments de chimie médicale et de chimie biologique**, avec les applications à l'hygiène, à la médecine légale et à la pharmacie, par M. R. ENGEL, professeur de la Faculté de médecine de Montpellier. Paris, 1878, 1 vol. in-18 jésus de 768 pages, avec 117 figures.. 8 fr.

FERRAND (A.). **Traité de thérapeutique médicale**, ou Guide pour l'application des principaux modes de médication à l'indication thérapeutique et au traitement des maladies par le Dr FERRAND, médecin des hôpitaux. 1 vol. in-18 jésus, de 800 pag., cart.. 8 fr.

www.ingramcontent.com/pod-product-compliance
Ingram Content Group UK Ltd.
Pitfield, Milton Keynes, MK11 3LW, UK
UKHW020229220726
13923UKWH00002B/578